혈당 스파이크 제로

서울대 내과 명의 조영민 교수의
맛있게 먹고 건강해지는 법

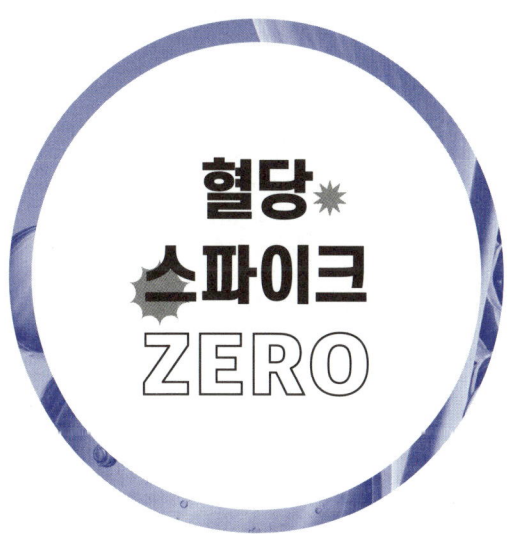

조영민 지음

서三삼독

추천의 글

✱ 추천사를 쓰기 위해 가벼운 마음으로 원고를 펼쳐 들었는데, 읽다 보니 형광펜으로 줄친 부분이 빽빽해서 놀랐다. 급격한 혈당 오르내림에 대한 내용일 것이라는 예상과는 달리 '건강하게 먹고 건강하게 사는 방법'의 핵심까지 설명한 책이다.

무엇을, 언제, 얼마나, 어떻게 먹어야 할지에 대한 자세한 내용과 잠자는 법, 운동하는 법, 스트레스 관리법까지도 구체적으로 나와 있다. 무엇보다도 "왜 그렇게 해야 하는지"에 대한 설명이 명쾌하여 형광펜으로 줄쳐 두었던 대로 실천하지 않을 수가 없다.

게다가 술술 읽히기까지 하는 책이다. 실제 사례, 저자 본인의 경험과 연구, 학계 연구 결과가 쉽고 친절한 설명과 함께 곁들여져서 흥미로운 내용이 끊임없이 나오기 때문이다.

일독한 뒤 며칠간은 저녁밥을 먹을 때 책에 나온 대로 채소 반찬을 먼저 집어 먹어 보았다. 아내가 "왜 갑자기 식습관이 바뀌었지?" 하고 놀란다. 옛날의 습관으로 돌아가지 않도록, 식탁 위에 두고 자주 읽어 보아야겠다.

―**정선근**(서울대병원 재활의학과 교수,《백년 허리》저자)

＊ 조영민 교수는 언제나 '몸'이 보내는 작지만 중요한 신호에 귀 기울여 온 내분비대사 분야의 탁월한 전문가입니다. 우리는 피곤함을 당연시하고 식후의 무기력함도 체질 탓으로 넘기기 쉽습니다. 그러나 저자는 일상 속에 감춰진 혈당 스파이크의 실체를 드러내며, 이를 극복하고자 하는 독자들에게 명확하고 실천적인 해법을 제시합니다. 임상 의사이자 연구자인 저자의 균형 잡힌 통찰은 일반 독자는 물론 의료 전문가에게도 깊은 울림을 줄 것입니다. 오랜 시간 선배이자 동료로서 조영민 교수를 존경해 온 저로서는, 이 책이 많은 이들의 삶에 분명한 전환점이 되어 줄 것이라 확신합니다.

— **유성호**(법의학자, 《법의학자 유성호의 유언 노트》 저자)

＊ 우리는 당류가 잔뜩 들어간 음료와 식품을 매일 소비하며 살아간다. 고당^{高糖} 사회이기에 당뇨병은 21세기 전염병처럼 번진다. 이제 치솟는 혈당 스파이크와 전쟁을 치러야 할 때다. 건강 기사 취재로 만난 조영민 교수는 항상 질병 발생의 사회학적 흐름을 꿰뚫고, 의학적 해법을 제시해 왔다. 《혈당 스파이크 제로》는 고당 사회에서 살아남아 건강한 삶으로 안내하는 의학 내비게이션이 될 것이다.

— **김철중**(조선일보 의학전문기자, 영상의학과 전문의)

들어가며

혈당 스파이크를 잡으면
건강해질 수 있습니다

가장 주목받는 건강 키워드: 혈당 스파이크

28년간 혈당을 연구하고 환자들을 만나왔지만 요즘처럼 내 주변에서 '혈당' 혹은 '혈당 스파이크'라는 단어가 이렇게나 많이 들려온 적이 없다. 혈당은 웬만큼 알겠는데 스파이크는 도대체 뭘까? 축구화의 스파이크, 비둘기를 쫓기 위해 설치하는 버드 스파이크를 떠올려 보면 답을 유추할 수 있다. 모두 뾰족한 모양이다. 그렇다. 혈당이 뾰족해 보일 정도로 획 올라갔다가 다시 급격하게 떨어지는 모양새를 이야기한다.

갑자기 혈당 스파이크가 화제가 된 것은 혈당을 연속적으로 측정하여 그래프 형태로 보여 주는 연속혈당측정기$^{\text{continuous glucose}}$

monitor의 사용이 크게 보편화되었기 때문이다. 어떤 음식을 먹느냐에 따라 혈당이 올라가는 정도가 다르다는 것을 눈으로 직접 확인하고 나면 자연히 관심이 가지 않을 수가 없다.

그러면서 나는 정상인 줄 알았는데 자꾸 혈당 스파이크가 나타난다고 걱정하는 경우가 많아졌다. "식후 혈당이 135mg/dL는 괜찮나요", "180mg/dL는 너무 높나요" 같은 질문을 하는 사람도 많다. 식후에 혈당이 올라가는 것은 자연스러운 현상이지만 문제라고 봐야 할 정도의 혈당 스파이크는 당뇨병 전단계이거나 이미 당뇨병을 앓고 있는 사람들에게서 흔하게 나타난다. 즉, 정상인 줄 알았다는 말은 검사를 통해 진단이 되지 않았거나 당뇨병 관련 증상이 없어서 아직 몰랐을 뿐, 이미 혈당 조절에는 심각한 문제가 있다는 뜻이다.

실제로 통계를 살펴봐도 그렇다. 대한당뇨병학회의 보고에 따르면 2021~2022년 데이터를 통합 분석했을 때 30세 이상 성인의 당뇨병 유병률은 15.5%로 약 500만 명이 당뇨병을 앓고 있는 것으로 추정된다. 또한 당뇨병 전단계에 해당하는 사람은 41.1%로 약 1200만 명에 달한다. 즉, 30세 이상 성인의 56%가 혈당 관리가 필요한 상황이다.

연령별로 살펴보면 65세 이상에서는 당뇨병 유병률이 29.8%로 증가하며, 당뇨병 전단계 유병률은 47.7%에 달한다. 이는 고령층의 절반 이상이 당뇨병 또는 그 전단계에 있다는 것을 의미한다. 상황이 이렇게 심각하다 보니 혈당 스파이크가 나왔다는 소리가 여기저기서 터져 나올 만하다.

게다가 인류 역사상 지금처럼 달콤한 음식이 넘쳐난 적이 없다. 2020년 한국인 영양소 섭취 기준은 하루 총당류 섭취량을 총에너지 섭취량의 10~20%로 제한하고 있다. 특히 첨가당 섭취는 전체의 10%를 넘지 않도록 권고하고 있다. 1g의 당이 4kcal임을 감안하면 하루 당섭취량을 약 50g 이하로 유지해야 한다. 그러나 커피숍이나 편의점에서 무심코 사서 마시는 청량음료, 과일 주스와 같은 달콤한 음료는 한 잔만으로도 이 기준치에 육박하는 경우가 많다. 우리 몸은 단맛에 끌리도록 진화했기 때문에 의식적으로 단 음식을 피하지 않으면 과도한 당분을 섭취하게 된다. 지나친 당분 섭취는 혈당 스파이크로 이어지거나, 설령 혈당은 치솟지 않더라도 지방으로 탈바꿈하여 몸에 쌓이게 된다. 지금 혈당 스파이크가 없거나 당뇨병 전단계에 해당하지 않다고 하더라도 혈당에 관심을 가지고 달콤한 음식의 섭취를 줄여야 하는 이유다.

무엇을 언제 어떻게 먹을까

무엇이 혈당 스파이크를 만들까? 바로 음식이다. 당분이 많은 음식을 먹으면 혈당 스파이크가 생길 수 있다. 혈당 조절 능력이 아무리 좋은 사람이라고 해도 당분이 많은 음식을 '많이' 먹으면 혈당 스파이크를 피하기는 어렵다. 음식의 종류와 양, 섭취 속도, 소화·흡수 속도 등이 종합적으로 혈당 스파이크를 만들어 낸다. 음식 외에도 잠을 푹 못 잤다거나 정신적인 스트레스를 받는 등의 상황에서도 혈당은 스파이크를 만들 수 있다. 반대로 음식이 혈당 스파이크를 만들려고 해도 식후에 간단히 운동을 하거나 음식을 먹는 순서와 속도를 조정하면 스파이크를 누그러뜨릴 수 있다.

혈당 스파이크가 주목을 끄는 또 하나의 이유는 최근에 유행하는 '혈당 다이어트' 때문이다. 혈당 스파이크가 나타나면 혈당을 낮추기 위한 인슐린이 분비되는데 인슐린은 포도당을 우리 몸에 저장하게 해 살이 찌게 만든다. 또한 혈당이 급상승했다 급강하하는 동안 허기를 느끼고 더 많은 당분을 섭취해 체중이 는다. 그래서 혈당 스파이크가 일어나지 않도록 조절하면 자연스럽게 살이 빠진다는 것이 혈당 다이어트의 이론적 배경이다.

이런 이론에 따라 탄수화물 섭취를 줄여서 효과를 본 사람이 많다. 특히 당분이 많은 음식을 주로 섭취하던 사람의 경우 당분 섭취를 줄이게 되면 더욱 효과를 볼 수 있다.

그러나 이것은 굉장히 단순화한 설명이다. 지방을 마음 놓고 무한대로 섭취할 수 있다는 것으로 받아들이거나 탄수화물을 무조건 피해야 하는 공공의 적으로 이해해서는 안 된다. 지방이 가지고 있는 칼로리가 다른 영양소에 비해 훨씬 높기 때문이다. 또한 좋은 탄수화물은 당분뿐 아니라 식이섬유, 미네랄, 비타민 등 다양한 영양소를 제공하는 좋은 음식이다. 이토록 중요한 "무엇을, 언제, 어떻게 먹을까"에 대한 이야기를 이 책에서 여러분과 함께 나누고자 한다.

이 책은 독자들이 혈당 스파이크를 이해하고, 이를 바탕으로 자신에게 맞는 혈당 조절법을 찾아 스스로 체중을 관리하며 건강해질 수 있도록 돕기 위해 썼다. 혈당 반응은 개인마다 다를 수 있으며, 이를 고려한 맞춤형 식단과 생활 습관 개선이 필요하다. 사람에 따라 혈당 조절을 위한 구체적인 처방은 각각 다를 수 있다는 뜻이다.

그러나 "달달한 음식을 혈당이나 체중 걱정 없이 먹으려면 언제 얼마나 어떻게 먹어야 하나요?", "운동은 어떻게 해야 하나요?", "과일은 마음 놓고 먹어도 되나요?", "내 혈당이 혈당 스파이크에 해당하나요?" 등등 진료실과 인터뷰 그리고 강연장에서 수도 없이 듣는 공통적인 질문들이 있다. 그 질문들에 대해 최신 연구 결과를 바탕으로 한 실질적인 조언을 제공하고자 한다. 이 책에 담긴 혈당과 혈당 조절에 대한 내용은 인체의 가장 기본적인 원리에 기반하고 있기 때문에, 누구든 자신의 일상에 맞게 적용해 활용한다면 큰 도움이 될 것이다.

책을 준비하는 과정에서 여러 차례의 인터뷰를 통해 의견을 나누고 자료 수집에 큰 도움을 준 출판사에 감사의 말을 전하고 싶다. 연속혈당측정기를 비롯한 첨단 기기들이 도입될 때 누구보다 앞장 서서 사용해 보고, 진료실에서 경험을 공유해 주신 환자분들께 특히 감사드린다. 많은 분들이 이 책을 통해 혈당 스파이크에 대한 올바른 이해와 효과적인 관리 방법을 습득하시길 바란다.

2025년 6월
서울대병원 시계탑에서
조영민

차례

들어가며 혈당 스파이크를 잡으면 건강해질 수 있습니다 6

파트 1. 혈당 스파이크의 모든 것

✹ 1장. 혈당 스파이크, 당신의 일상에 침투하다

밥만 먹고 나면 식은땀이 나요 ─────────── 23
어느 직장인의 평범한 하루 ─────────── 28
왜 포도당이라고 부를까 ─────────── 31
포도당이라는 연료 ─────────── 32
뇌가 사랑하는 포도당 ─────────── 34
연료가 너무 많아도 문제, 적어도 문제 ─────────── 36
혈당 스파이크란 무엇인가 ─────────── 38

✴ 2장. 혈당 스파이크가 나타나면 우리 몸에 생기는 일

랑게르한스섬의 비밀 ──────────── 45
우리 몸이 혈당을 조절하는 법 ──────── 48
혈당 스파이크가 생기는 이유 ───────── 51
밥만 먹으면 너무 졸린데, 혈당 스파이크인가요? ── 56
내 몸이 보내는 신호에 귀를 기울여라 ────── 57
혈당 스파이크와 당뇨병의 관계 ──────── 60

✴ 3장. 혈당 스파이크와 당뇨병

혈당 스파이크보다 더 위험한 상태 ─────── 65
당뇨병의 종류 ───────────── 67
생각보다 무서운 병, 당뇨 ────────── 69
당뇨병에도 전조 증상이 있나요? ─────── 72
생활 습관 개선이 가져온 변화 ──────── 75
의사가 체중 조절을 강조하는 이유 ─────── 79

파트 2. 혈당 스파이크 제로 작전

✹ 1장. 양: 덜 먹으면 덜 오른다

소식(小食): 당신의 몸은 쓰레기통이 아니다 — 89
오키나와 장수 마을의 비결 — 91
우리는 달콤한 음식이 너무 많은 세상에서 살고 있다 — 93
과일은 많이 먹어도 된다는 착각 — 95
탄수화물은 무조건 줄여야 할까 — 97
대체 감미료: 마음 놓고 먹어도 될까? — 99
• 우리는 어릴 때부터 단맛에 길들여진다 — 102

✹ 2장. 속도: 천천히 먹고 천천히 소화시켜라

조금씩 자주, 천천히 먹기 — 107
• 천천히 먹는 법 — 109
탄수화물 흡수를 방해할 수 있을까? — 110
먹는 순서를 바꾸는 것만으로도 효과가 있다 — 112
밥이 주연인 시대는 끝났다 — 114
• 직장인 민지 씨가 건강하게 먹는 법 — 115
달콤한 간식은 언제 먹어야 할까? — 117
과일 주스가 좋지 않은 이유 — 119
• 혈당 스파이크를 일으키는 나쁜 아침 식사 — 122

✱ **3장. 종류**: 의외로 혈당을 올리는 음식들

공허한 칼로리를 피하라 ──────────── 125
술: 탄수화물과 당의 집합체 ──────────── 126
• 애사비, 정말 효과가 있을까? ──────────── 129
의외로 혈당을 높이는 음식 3가지 ──────────── 131
• 무심코 먹지만 가장 위험한 과일 ──────────── 134
그럼 무엇을 먹어야 할까 ──────────── 137
당신의 밥상에 다양한 색을 더해라 ──────────── 139

✱ **4장. 운동**: 네, 결국은 운동입니다

운동으로 혈당을 조절하는 원리 ──────────── 143
5분 걷기라도 일단 시작하자 ──────────── 147
물만 마셔도 살이 찐다? ──────────── 149
NEAT: 살이 안 찌는 사람들의 비밀 ──────────── 152
• 직장인 영선 씨의 건강을 위한 업무 습관 ──────────── 155
본격적으로 운동하기로 마음먹었다면 ──────────── 157
이틀 연속으로 쉬지는 말자 ──────────── 158
• 주말에 몰아서 운동해도 될까요? ──────────── 160

✹ **5장. 의외의 적들**: 스트레스, 수면 그리고 장내 미생물

스트레스가 혈당과 체중을 높인다 ——————— 165
- **스트레스를 받지 않는 방법이란 게 있을까?** ——— 168

잠을 잘 자면 혈당도 얌전해진다 ——————— 169

수면의 질을 위한 현실적인 팁 ———————— 172
- **야식이 우리 몸에 미치는 영향** ——————— 174

살찌는 데 장내 미생물이 문제라고요? ————— 176
- **사는 곳도 혈당에 영향을 미친다** —————— 178

파트 3. 혈당 다이어트: 과학적으로 짚어 보기

✹ 1장. 에너지 밸런스 모델: 덜 먹으면 덜 찐다

혈당 다이어트가 유행하는 이유 ──────── 185
칼로리: 음식에서 얻는 에너지 ──────── 186
저지방 우유가 출시된 이유 ──────── 188
탄수화물이 살찐다는 것은 상식이다? ──────── 190

✹ 2장. 탄수화물-인슐린 모델: 탄수화물이 적이다

저탄수화물 다이어트의 등장 ──────── 195
탄수화물을 줄이는 것만으로는 해결되지 않는다 ──────── 197
무엇을 선택해야 할까 ──────── 198
두 이론의 공통 분모: 단순당 ──────── 200

나오며 내가 내 몸의 주치의가 되어야 하는 시대 202

스페셜 코너 1: 혈당 스파이크에 관한 가장 뜨거운 질문 210
스페셜 코너 2: 연속혈당측정기 똑똑하게 사용하는 법 236
참고 문헌 249

파트 1

혈당 스파이크의 모든 것

우리 몸에 포도당이 미치는 영향이 얼마나 큰지 알려진 지는 얼마 되지 않았다. 혈당은 먹고, 마시고, 자고, 움직이는 일상생활과 밀접한 관계를 맺고 있다. 따라서 혈당 스파이크란 무엇이며 우리 몸이 어떻게 혈당을 조절하는지를 제대로 이해하는 것이 건강한 몸을 위한 첫 걸음이다.

1장

혈당 스파이크, 당신의 일상에 침투하다

밥만 먹고 나면 식은땀이 나요

2004년의 일이다. 사무직으로 일하고 있는 45세 현식 씨가 병원을 찾아왔다.

"밥을 먹고 2시간이 지나면 갑자기 식은땀이 줄줄 나고, 손발이 떨리고, 심한 공복감이 느껴져요. 게다가 죽을 것 같은 불안감을 느낍니다. 왜 이러나 인터넷에 검색해 보니 저혈당 증상과 비슷하더라고요. 그래서 병원에 오게 되었습니다. 저혈당은 주로 공복 상태에 나타난다던데, 왜 저는 밥을 먹고 나서 이런 증상이 생기는 걸까요?"

그의 말대로 대개 저혈당은 아무것도 먹지 않은 공복 상태에 나타나는데, 이 환자의 경우는 특이했다. 게다가 이런 증상이 생길 때 당분을 섭취하면 증상이 사라진다는 것이다.

환자의 건강 상태를 물어보니, 2년 전에 위암을 진단받고 위를 2/3나 제거하는 큰 수술을 받은 뒤 12번에 걸친 항암화학요법을 받았다고 했다. 다행히 현재는 암이 재발되지 않아 정기적으로 추적 검사를 받고 있으며, 당뇨병을 진단받은 적은 없었다. 2004년은 연속혈당측정검사가 일반적으로 시행되지 않던 시기였기에 우선 환자를 입원시켰다. 환자의 증상이 저혈당 때문인지 정확하게 확인할 필요가 있었다.

결과는 충격적이었다. 하루 3회 일반식을 먹고 혈당을 측정했는데, 정상이었던 식전 혈당이 식후에 엄청나게 상승했다. 정상인은 혈당이 70~140mg/dL, 혹은 70~180mg/dL 사이로 유지

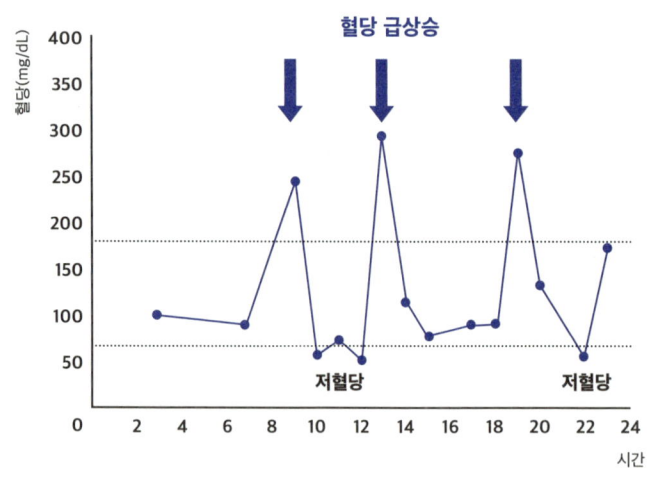

현식 씨의 혈당 변화: 일반식(하루 3회)

되는데, 현식 씨는 식후 1시간쯤 지나면 혈당이 250~300mg/dL까지 급상승했다. 그리고 1시간쯤 지나면 다시 혈당이 곤두박질쳐서 50mg/dL 가까이 떨어졌다. 이때 식은땀이 나고 손발이 떨리고 불안한 증상이 나타났으며, 밥을 먹으면 증상은 회복되지만 다시 혈당이 급상승했다 곤두박질치는 현상이 반복됐다. 마치 자유낙하 중인 롤러코스터를 보는 느낌이었다.

관찰 결과, 현식 씨의 증상을 위절제 후에 나타나는 저혈당post-gastrectomy alimentary hypoglycemia으로 진단했다. 이튿날에는 같은 양의 식사를 하루 3회가 아닌, 하루 6회로 나누어 먹는 위절제식(소량씩 자주 먹는 식사)을 하고 다시 혈당을 관찰했다.

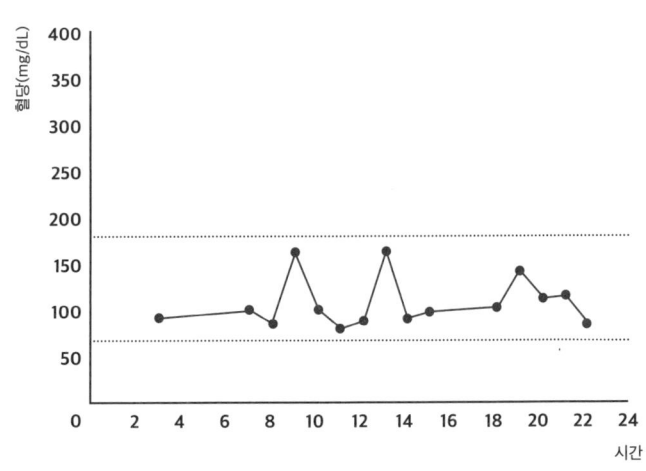

현식 씨의 혈당 변화: 위절제식(하루 6회)

놀라운 결과였다. 오르락내리락 롤러코스터를 타던 혈당이 너무나도 온순해진 것이다. 식전 혈당과 식후 혈당 모두 정상 범위로 들어왔고 하루 종일 아무 증상도 없이 편안했다. 그러나 문제가 있었다.

"저는 지금 직장에 다니고 있어서 식사를 여러 번 나눠서 하는 건 현실적으로 불가능합니다. 다른 방법이 없을까요?"

"흠……. 그러면 아카보스^{acarbose}를 써 볼 수 있겠네요. 당뇨병 치료제인데, 장에서 탄수화물 소화를 억제해서 식후에 혈당이 급상승하지 않도록 도와줍니다. 이런 경우에 도움이 됩니다."

이번에는 하루 3회 일반식을 먹고 아카보스를 쓰는 방식을 시도해 보았다. 결과는 대성공이었다. 하루 3회 식사를 할 때 보이던 급격한 혈당 변화와 식후 저혈당이 완전히 사라졌다. 만족스러운 결과였다. 환자는 약을 처방받고 홀가분하게 일상으로 복귀했다.

왜 현식 씨에게 이런 일이 일어난 것일까? 우리의 위장은 섭취한 음식을 담는 거대한 주머니로, 십이지장으로 넘어가는 쪽에는 유문^{pylorus}이라고 불리는 괄약근 조직이 있다. 유문은 평소에는 닫혀 있다가 위에서 음식물이 잘게 쪼개져서 내려오면 열린다. 유문을 지난 음식물은 십이지장으로 조금씩 내려가게 되는데, 현식 씨의 경우 위를 절제하면서 이 유문까지 제거했다.

그런데 탄수화물이 많이 포함된 음식을 먹으면 탄수화물이

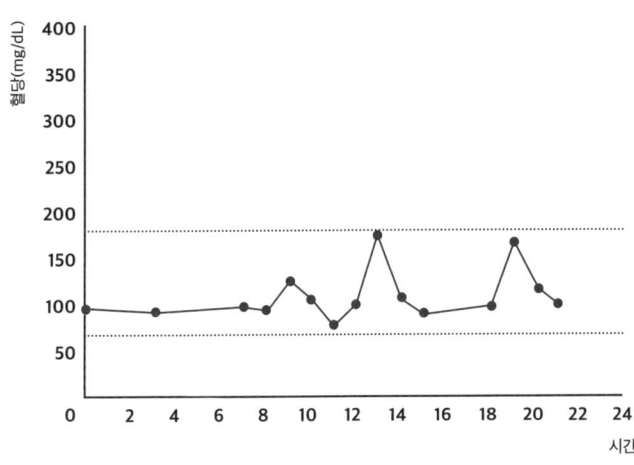

현식 씨의 혈당 변화: 일반식 + 아카보스

십이지장으로 한꺼번에 쏟아져 들어가 장에서 빠르게 소화가 된다. 그 결과, 혈액 속으로 포도당이 홍수처럼 쏟아져 들어가 혈당이 급격하게 상승한 것이다.

혈당이 갑자기 올라가면 우리 몸은 혈당을 낮추기 위해 인슐린insulin을 다량 내보낸다. 적당한 양의 인슐린이 나와야 하는데 급격한 혈당 상승에 놀라 너무 많은 인슐린을 내보낸 것이다. 과다 분비된 인슐린은 이번에는 저혈당을 만든다.

저혈당은 혈당이 70mg/dL보다 낮은 것을 말하는데, 말하자면 자동차 기름이 바닥나고 있는 상황과 같다. 연료가 없으면 자동차에 연료 경고등이 뜨는 것처럼, 혈당이 낮아지면 우리 몸도 경고 알람을 울린다. 식은땀이 나고, 손발이 떨리고, 불안하고, 심한 허기를 느낀다. 주유소에서 기름을 넣으면 연료 경고등이 사라지듯 당분을 섭취하면 저혈당 증상도 사라진다.

이렇게 혈당이 급격히 상승했다가 다시 하강하는 현상을 흔히 '혈당 스파이크'라고 부르는데, 현식 씨에게 혈당 스파이크가 나타난 것은 이러한 메커니즘 때문이었다. 그래서 음식을 한꺼번에 흡수하지 않도록 소량으로 나누어 섭취하거나, 탄수화물의 흡수를 억제하는 약을 썼을 때 저혈당 증상이 나타나지 않은 것이다.

현식 씨는 위절제 수술을 했기 때문에 극단적인 혈당 변화가 나타났다. 그런데 이러한 혈당 변화는 당뇨병 환자나 현식 씨처럼 특수한 경우에서만 나타날 수 있는 현상일까? 그렇지 않다. 이제 32세 직장인 지현 씨의 하루를 보자.

어느 직장인의 평범한 하루

지현 씨는 서울의 한 마케팅 회사에서 일하는 평범한 직장인이다. 아침 9시부터 저녁 6시까지 회의, 보고서 작성, 클라이언트 미팅까지 숨 돌릴 틈 없이 바쁘게 일하고 있다. 그녀의 하루는 늘 비슷하다. 바쁘고 피곤한 날이면 아침 식사가 사치처럼 느껴진다. 조금이라도 더 자고 싶은 마음에 늦잠을 자다가 허겁지겁 집을 나선다.

출근길에 들른 단골 카페에서 바닐라라테와 크루아상을 주문한다. 아침 내내 빈속인 것보다는 뭐라도 먹는 게 낫겠지 싶어서다. 달콤한 바닐라라테와 버터 풍미 가득한 크루아상을 먹으니 몸과 정신이 깨는 느낌이다. 오전 내내 회의와 보고서 작성으로 정신없이 시간이 흐른다. 11시가 지나면 속이 허하고 어지러운 느낌이 든다. 점심시간까지 버티기가 어려워 회사 탕비실에 가서 과자를 하나 집어 든다.

점심은 동료들과 함께 분식집에 갈 때가 많다. 매콤한 떡볶이, 김밥, 튀김, 우동 등을 골고루 시킨다. 점심시간이 짧은 데다가 식당이 정신없이 붐비다 보니 자기도 모르게 허겁지겁 식사한다. 점심을 먹고 사무실에 돌아오면 엄청난 졸음과 무기력이 몰려온다. 보고서를 작성하기 위해 애를 써 보지만 눈꺼풀이 무겁고 정신이 몽롱해진다. 몸이 축 처지고 아무것도 하기 싫다. 늘 있는 일이니 '오늘도 피곤하네' 하고 대수롭지 않게 생각한다.

오후 4시 반. 퇴근 전까지 보고서를 마쳐야 하는데, 머리가 지끈거리고 집중이 안 된다. 다시 탕비실에 가서 믹스커피와 초콜릿 몇 개를 챙긴다.

"당을 보충해 줘야 퇴근까지 버틸 수 있지."

저녁 7시까지 일하다 퇴근하고 겨우 집에 도착하면 몸은 완전히 녹초가 된다.

"오늘 너무 피곤하다. 밥은 못 하겠어."

지현 씨는 배달 앱을 열어 치킨과 치즈볼을 주문하고, 시원한 맥주를 마신다. 배를 채우고 나니 기분이 한결 나아진다. 소파에 누워 유튜브를 보다 보면 어느새 자정이다. 반복되는 하루에 피로감과 무기력함은 당연한 것처럼 느껴진다.

지현 씨의 하루는 특별하지 않다. 아마 내 이야기라고 느끼는 사람도 많을 것이다. 매일 신선한 채소와 단백질, 탄수화물로 구성된 건강한 식단으로 끼니를 챙기고, 규칙적으로 운동을 한 뒤 일찍 잠드는 모범적인 하루를 사는 사람이 현실적으로 얼마나 되겠는가. 건강 면에서 100점을 받을 수는 없겠지만 술, 담배를 많이 하는 것도 아니고, 하루 세끼라도 제때 챙겨 먹으면 된 거 아닌가 싶다.

그러나 이 평범한 하루 속에 우리의 건강을 위협하는 요소가 가득하다면 어떨까? 술이나 담배처럼 누구나 그 위험성을 잘 알고 경계하는 요소는 없지만, 술이나 담배 못지않게 위험한 생활 습관이라면 믿을 수 있겠는가? 이 비밀을 풀기 위해서는 포도당부터 이야기해야 한다.

왜 포도당이라고 부를까

포도당은 이름에서 포도를 연상시키지만, 포도당의 영어 명칭인 글루코스^{glucose}에는 포도라는 의미가 전혀 없다. 글루코스는 그리스어 'glykys^{γλυκύς}'에서 유래한 단어로 '달콤한^{sweet}'이라는 뜻이 있다. 즉, 포도에서 온 단어가 아니라 단맛을 의미하는 단어에서 왔다. 왜 그럴까?

일본에서는 어떤 단어를 쓰는지 알아보니 역시 '포도당^{葡萄糖}'이라고 부른다. 역시 포도당은 일본에서 온 단어였다. 일본에서는 서양 학문을 들여올 때 주로 독일을 많이 참조했으므로, 독일에도 이런 단어가 있지 않을까 싶어서 독일어로 포도당이 무엇인지 찾아보았다. 빙고! 독일어에 '트라우벤주커^{traubenzucker}'라는 단어가 있었다.

트라우벤^{trauben} = 포도
주커^{zucker} = 설탕, 당

이 단어는 18세기 후반 독일 화학자 요한 로비츠$^{Johann\ Lowitz}$가 처음으로 사용했다. 사실 이보다 앞서 18세기 중반 독일 화학자 안드레아스 마르그라프$^{Andreas\ Marggraf}$가 사탕무에서 단맛을 내는 성분을 추출하는 데 성공했다.[1] 그러나 당시에는 정확히 어떤 성분이 단맛을 내는지는 몰랐다. 이후 요한 로비츠가 단맛의 성분을 밝혀내며 트라우벤주커라는 이름을 붙였고, 포도당이라는 이름이 만들어진 것이다.[2]

포도당이라는 연료

얼마 전, 출근길에 4차선 도로 한복판에서 멈춰 선 차를 보았다. 운전자는 당황한 얼굴로 차에서 내려 수신호를 보내고 있었다. 연료가 바닥나 주유소로 가는 도중 차가 멈춘 모양이었다. 운전 중에 갑자기 차가 멈춰 서면 누구라도 당황할 수밖에 없다. 주행 중 경고등 하나만 떠도 불안한데, 차가 완전히 멈춰 버렸다면 더욱 그렇다.

자동차가 기름을 에너지원으로 사용하듯 우리 몸은 포도당을 주요 연료로 사용한다. 자동차에 연료가 얼마나 있는지를 알려 주는 것이 연료 게이지라면, 우리 몸에서는 혈당이 바로 그 역할을 한다.

혈당은 혈중 포도당 농도로, 혈당이 높다는 것은 핏속에 포도당이 많다는 뜻이다. 혈당이 낮다면 핏속에 포도당이 부족한 상태다. 혈당은 적정 수준을 유지해야 하고, 만약 혈당이 떨어지면 우리 몸도 기능을 멈추게 된다.

포도 한 알을 입에 넣어 보자. 포도를 씹으면 껍질이 터지면서 달콤한 과즙이 입안을 적신다. 이 순간부터 우리 몸은 포도당을 에너지원으로 전환하는 긴 여정을 시작한다. 우선 침 속의 효소(프티알린)가 작용해 탄수화물을 분해하고, 소화기관을 지나면서 포도당은 점점 더 작은 단위로 쪼개진다. 장에서 흡수된 포도당은 혈액을 통해 온몸의 세포로 운반되는데, 이때 여러 단계에 걸쳐 놀랍고 신비한 일이 벌어진다.

포도당이 혈관을 통해 세포에 도착했다고 해도 무조건 세포 안으로 들어갈 수 있는 것은 아니다. 세포는 문턱을 세워 놓고 GLUT$^{glucose\ transporter}$라는 문을 통해 포도당을 출입시킨다. 이 과정도 세포마다 특성이 있어서 근육세포와 지방세포는 인슐린이라는 열쇠가 있어야 GLUT를 열어 준다.

세포 안으로 들어간 포도당은 본격적인 에너지 변환 과정을 시작한다. 세포는 포도당을 연료처럼 태워서 ATP$^{adenosine\ triphosphate}$(아데노신삼인산)라는 형태로 변환시킨다. ATP는 우리가 살아가는 데 필요한 모든 활동에 사용하는 직접적인 에너지다.

포도당 분자 1개는 세포 안에서 3가지 단계를 거쳐 ATP로 변환된다. 1단계로 포도당이 세포 안으로 들어오면 가장 먼저 해당작용^{glycolysis}이 일어난다. 산소가 없어도 일어날 수 있는 과정으로 2~4개 수준의 ATP가 생성된다. 소중한 포도당으로 만들기에는 아까운 양이다. 그래서 2단계 크렙스 회로$^{Krebs\ cycle}$, 3단계

산화적 인산화$^{oxidative\ phosphorylation}$ 과정을 통해 34개의 ATP가 더 생성된다. 최종적으로는 포도당 분자 1개에서 최대 36~38개의 ATP가 생성된다. 이 소중한 ATP를 이용해서 심장이 뛰고, 근육이 움직이고, 뇌세포가 기능하는 등 모든 생명 현상을 유지하게 된다.

뇌가 사랑하는 포도당

우리 몸은 포도당 외에도 다양한 연료를 사용할 수 있다. 예를 들어 근육은 지방, 정확히는 지방산$^{fatty\ acid}$이나 아미노산$^{amino\ acid}$을 연료로 사용할 수 있다. 하지만 뇌는 예외다. 뇌는 오직 포도당만을 연료로 사용한다. 그 이유는 무엇일까?

뇌는 몸에서 가장 중요한 기관이다. 무게는 1.4kg에 불과하지만, 몸 전체 에너지 소비량의 20%를 차지한다. 그만큼 많은 에너지를 필요로 하지만 다른 장기처럼 다양한 연료를 사용할 수 있는 건 아니다. 뇌가 오직 포도당만을 연료로 선택한 것은 우연이 아니다.

뇌가 지방을 연료로 사용할 수 없는 이유는 혈액뇌장벽$^{blood\text{-}brain\ barrier}$ 때문이다. 뇌는 외부 물질로부터 자신을 보호하기 위해 철저히 장벽을 두르고 있다. 이 장벽은 필요한 영양소만을 선택적으로 통과시키고, 해로운 물질은 차단한다. 지방의 분해 산물인 지방산은 크기가 크고 구조가 복잡해 혈액뇌장벽을 통과하지 못한다. 즉, 아무리 지방이 풍부해도 뇌로 직접 전달될 수 없다. 설령 지방을 사용할 수 있다고 해도 문제가 생긴다. 지방산을 태우는 과정에서는 다량의 활성산소가 발생하는데, 이 활성산소는 신경세포를 손상시키고 뇌 기능을 저하시킬 수 있다. 뇌세포가 손상되면 쉽게 재생되지 않기 때문에 지방을 연료로 사용하는 것은 오히려 치명적인 선택이 될 수 있다.

단백질도 마찬가지다. 근육이나 간에서는 단백질 혹은 아미노산을 에너지원으로 사용할 수 있지만 뇌는 그렇지 않다. 단백질을 태울 때는 부산물로 암모니아가 생성되는데, 암모니아는 신경독이다. 간은 암모니아를 요소^{urea}로 변환시켜 안전하게 배출할 수 있지만, 뇌는 그럴 능력이 없다. 만약 뇌가 단백질을 연료로 삼는다면 신경독이 축적되어 신경세포가 손상되고 뇌 기능이 저하될 것이다. 결국 뇌는 지방도, 단백질도 사용할 수 없는 구조로 설계된 셈이다.

반면 포도당은 뇌에 최적화된 연료다. 혈액뇌장벽을 쉽게 통과할 수 있으며, 에너지원으로 사용해도 불필요한 부산물이 거의 발생하지 않는다. 포도당으로 빠르게 ATP를 생성할 수 있고 이 과정에서 발생하는 부산물은 이산화탄소와 물뿐이라 신경세포에 해를 끼치지 않는다. 깨끗하고 효율적인 연료를 안정적으로 공급할 수 있다는 점에서 포도당은 최적의 에너지원이다.

그렇다면 단식을 하거나 탄수화물을 제한하면 뇌는 어떻게 에너지를 공급받을까?

이때 등장하는 것이 케톤체다. 뇌는 지방산을 직접 사용할 수 없기에 지방산을 간에서 잘게 쪼개 만든 케톤체를 보조 연료로 활용한다. 그러나 케톤체는 어디까지나 보조 수단일 뿐, 포도당을 완전히 대체할 수는 없다. 단식이 장기화되면 뇌는 에너지 부족에 대처하기 위해 할 수 있는 모든 방법을 동원한다. 그러나 뇌는 포도당을 가장 먼저 원하고, 포도당을 최우선으로 사용하도록 설계되어 있다.

연료가 너무 많아도 문제, 적어도 문제

포도당은 우리 몸의 필수적인 연료다. 뇌는 오직 포도당만을 에너지원으로 사용하고, 근육과 심장도 필요할 때마다 포도당을 활용한다. 간은 포도당이 부족할 때를 대비해 글리코겐^{glycogen}의 형태로 저장해 두었다가 필요하면 다시 혈액으로 내보낸다. 포도당은 생명의 원천과도 같다.

하지만 에너지가 많다고 무조건 좋은 것은 아니다. 자동차에 연료가 부족하면 멈추지만, 넘쳐도 문제가 된다. 엔진이 감당할 수 있는 양보다 더 많은 양의 연료가 주입되면 과열되고 연소 과정에서 불완전연소가 발생하며 배기가스가 증가한다. 우리 몸도 마찬가지다.

포도당이 부족하면 우리 몸은 가장 중요한 기관인 뇌부터 보호하고자 한다. 뇌는 포도당이 없으면 정상적으로 기능할 수 없기 때문이다. 혈당이 70mg/dL 이하로 떨어지면 뇌는 즉시 경고 신호를 보낸다. 머리가 어지럽고, 집중이 잘 되지 않고, 손발이 약간 떨린다. 또 식은땀이 나면서 심장이 두근거린다. 혈당이 더 떨어지면 신경세포는 기능을 잃어 가고, 심하면 의식을 잃을 수도 있다. 이 정도까지 가면 응급 상황이다.

몸은 이를 대비해 간에 저장된 글리코겐을 분해해 혈당을 보충한다. 하지만 글리코겐 저장량은 한정적이라 오랜 시간 굶거나 격렬한 운동을 하면 글리코겐마저 소진되고, 결국 단백질을 분해해 포도당을 만드는 과정이 시작된다. 이 과정이 지속되면 근육이 소실되고, 암모니아 같은 부산물이 생성되면서 신체 기능이 점점 저하된다.

반대로 포도당이 넘쳐도 문제가 생긴다. 혈당이 높아지면 췌장은 인슐린을 분비해 포도당을 세포로 보낸다. 하지만 혈당이 지속적으로 높아지면 세포가 포도당을 받아들이는 능력이 떨어지고, 혈액 속에 남은 포도당이 혈관 내피세포$^{endothelial\ cell}$의 기능을 떨어뜨리고 혈관을 손상시킨다. 뒤에서 다시 설명하겠지만 당뇨병의 합병증이 혈관 손상에서 시작되는 것도 바로 이 이유에서다.

즉, 포도당은 부족해도 넘쳐도 문제가 된다. 건강을 유지하기 위해서는 혈당을 일정한 범위에서 조절하는 것이 핵심이다. 우리 몸은 기본적으로 혈당을 조절하는 시스템을 갖추고 있지만 이 시스템이 깨지는 순간 대사질환이 발생한다. 자동차가 원활하게 달리기 위해서는 연료를 적절히 공급해야 하는 것처럼, 우리 몸도 포도당이 과하거나 모자라지 않게 조절해야 한다.

혈당 스파이크란 무엇인가

앞서 현식 씨의 사례에서 언급한 혈당 스파이크란 정확히 무엇일까? 혈당 스파이크는 학술 용어는 아니다. 최근 연속혈당측정기가 널리 사용되면서 대중에게 알려진 개념이다. 식후에 혈당이 급격히 상승하고 다시 급격히 떨어지는 혈당 그래프의 모양을 보고 스파이크spike라는 단어가 붙었다. 마치 축구화의 스파이크처럼 뾰족하게 솟아오른 모습이어서 붙은 이름이다.

의학적으로는 글루코스 익스커션glucose excursion이라는 용어가 있다. '익스커션'은 혈당이 정상 범위를 벗어나 급격히 변동하는 현상을 의미하는데, 결국 어떤 용어를 사용하든 중요한 점은 '혈

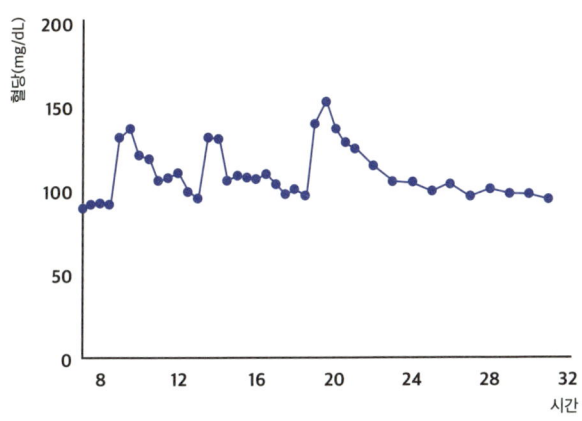

건강한 성인 남성의 혈당 변화

당이 얼마나 요동치는가다.

  가장 기본적으로 혈당을 측정하는 방법은 8시간 금식 후 측정하는 공복 혈당이다. 건강한 성인의 공복 혈당은 일반적으로 70~100mg/dL다. 서울대병원에서 건강한 성인 남성을 대상으로 한 연구 결과, 상단 그래프에서 볼 수 있듯이 식후 혈당이 150mg/dL를 넘는 경우는 거의 관찰되지 않았다.

  SNS를 통해 혈당 스파이크라는 개념을 널리 알린 제시 인차우스페의 저서 《글루코스 혁명》에서는 공복 혈당과 식후 혈당의 차이가 30mg/dL 이상일 때 혈당 스파이크라고 기준을 잡았는데, 이는 지나치게 낮은 기준이다. 이 기준을 적용하면 너무 많은 사람이 혈당 스파이크를 겪고 있다고 봐야 한다.

그렇다면 혈당 스파이크를 어떻게 정의해야 할까? 서울대병원의 연구 결과를 보면, 건강한 성인 남성의 혈당은 공복 혈당이 90mg/dL 수준이고 식후 혈당은 대개 140mg/dL 수준이다. 이 두 수치의 차이인 50mg/dL를 넘어서 식후 혈당이 증가하는 경우를 혈당 스파이크의 최소 기준으로 볼 수 있을 것이다.

＊ 식후 혈당 - 공복 혈당 = 50mg/dL 이상이면 혈당 스파이크!

스페인에서 당뇨병이 없는 성인을 대상으로 한 추적 검사 결과를 보면 혈당이 140mg/dL 이상의 구간에 머무는 시간이 증가할수록 당뇨병 발병 위험이 높았다. 흥미로운 것은 5년 후까지도 당뇨병이 생기지 않았던 사람은 혈당이 70~140mg/dL 구간에 머무는 시간이 전체의 96.4%에 달했다는 점이다. 다시 말해, 정상인의 경우 식후 혈당이 140mg/dL를 잘 넘어가지 않았다.●

이런 결과를 종합해 볼 때, 아직 학계의 공식적인 입장은 없지만 혈당 스파이크를 정리하면 다음과 같다.

- 75g의 포도당이 든 용액을 마신 후 2시간째 혈당이 140mg/dL 이상이면 내당능 장애라고 하고, 200mg/dL를 넘으면 당뇨병으로 진단한다. 대개 용액을 마시고 1시간 후에 혈당이 최고점을 찍는 경우가 많은데 최근에는 1시간 후 혈당이 155mg/dL를 넘으면 비정상으로 봐야 한다는 연구 결과가 많이 나오고 있다. 따라서 어떤 음식을 먹든 최고치가 155mg/dL를 넘는다면 정상이 아닐 가능성이 매우 높다고 볼 수 있다.

* 당뇨병이 없는 사람이
① 공복 혈당에 비해 식후 혈당이 50mg/dL 이상 상승하거나
② 식후 혈당이 140mg/dL 이상으로 상승하면
혈당 스파이크가 있다고 보는 것이 최소한의 기준이다.•

이 기준을 적용하면 혈당이 조금만 올라도 혈당 스파이크가 아니냐고 걱정하는 일반인의 데이터 대부분은 정상적인 식후 혈당 반응이다. 예를 들어, 식전에 혈당이 90mg/dL였다가 식후에 120mg/dL가 되었다면 엄밀히 말해 혈당 스파이크가 아니다. 이 기준을 기억하고 과하게 걱정하는 분들이 없었으면 하는 마음이다.

• 당뇨병이 있는 경우에도 혈당 스파이크를 정의할 때 이 기준을 사용할 수도 있으나 일반적으로 통용되는 혈당 조절 범위는 70~180mg/dL다.

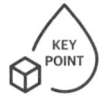 **혈당 스파이크를 이해하기 위한 기본 개념 1**

포도당
우리 몸의 주요 연료로 소화·흡수되는 과정을 통해 ATP라는 에너지원으로 변환된다. 포도당 1개 분자에서 최대 36~38개의 ATP가 생성되며, 이를 통해 심장이 뛰고 뇌세포가 기능하는 등 생명 현상을 유지할 수 있다.

혈당
혈당이란 혈중 포도당 농도를 말하는 것으로, 혈당이 높으면 핏속에 포도당이 많다는 뜻이다. 혈당은 적정 수준을 항상 유지하는 것이 중요하다. 너무 높아도, 너무 낮아도 좋지 않고 급격하게 상승했다 급격히 하강하는 것도 좋지 않다.

혈당 스파이크
식후에 혈당이 급격히 상승했다 다시 급격히 떨어지는 현상을 말한다. 당뇨병이 없는 사람이 식후혈당-공복혈당=50mg/dL 이상이거나 식후 혈당이 140mg/dL 이상으로 상승하면 혈당 스파이크다.

2장

혈당 스파이크가 나타나면 우리 몸에 생기는 일

랑게르한스섬의 비밀

혈당은 너무 높아도 좋지 않고, 너무 낮아도 좋지 않고, 급격하게 변해도 좋지 않다. 언제나 완만한 곡선, 즉 항상성을 유지하는 것이 가장 좋다. 그런데 사람이 항상 적정량의 포도당만 먹으며 살기는 힘들다. 세상에는 달콤하고 맛있는 게 넘쳐 나니까 말이다.

다행히 우리 몸은 그리 허술하지 않다. 포도당이 너무 많이 들어오거나 모자랄 때, 이를 조절하는 역할을 하는 아주 중요한 조직이 있다. 바로 랑게르한스섬이다.

"랑게르한스섬을 아십니까?"라고 묻는다면, 대부분은 대서양이나 태평양 어딘가에 있는 작은 섬의 이름이 아닐까 생각할 것이다. 하지만 랑게르한스섬은 우리가 상상하는 지리적 공간이 아니다. 놀랍게도 우리 몸속, 췌장이라는 작은 장기 안에 존재하는 아주 특별한 조직이다.

랑게르한스섬은 발견한 이의 이름을 딴 것이다. 1869년 독일의 베를린 병리 연구소의 박사과정 학생이었던 파울 랑게르한스$^{Paul\ Langerhans}$는 췌장을 현미경으로 관찰하다가 독특한 구조를 발견했다. 작은 세포 뭉치들이 흩어져 있었고, 그 모양이 군도를 이루는 것처럼 보였다. 이것이 현재 췌장소도 혹은 췌도로 알려진 조직으로 랑게르한스섬$^{Langerhans\ islets}$이라고 부른다.

하지만 랑게르한스는 이 섬이 어떤 기능을 하는지 전혀 몰랐다. 그저 췌장 속에 흩어진 특이한 세포 덩어리라고만 생각했을 뿐이다. 이후 연구가 진행되면서 랑게르한스섬이 혈당 조절의 핵

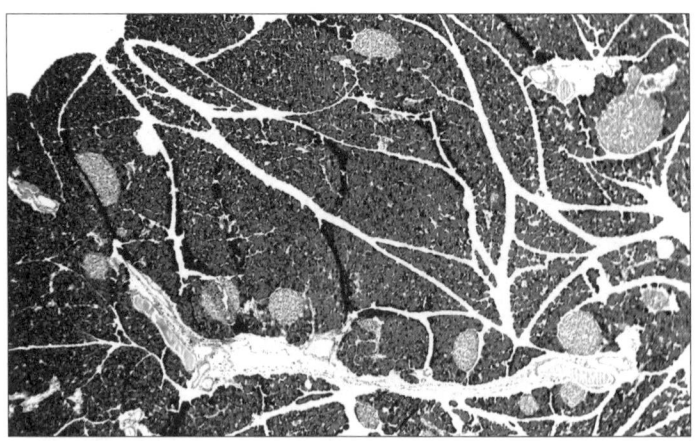

랑게르한스섬: 췌장을 현미경으로 관찰했을 때 회색 섬 모양의 구조가 눈에 띈다. 췌장 전체에 흩어져 있다.

심 역할을 담당하는 내분비 기관이라는 사실이 밝혀졌다.

췌장은 주로 소화 효소와 소화액을 분비하는 외분비 기능을 하지만, 췌장소도, 즉 랑게르한스섬을 통해 호르몬을 분비하는 내분비 기능도 한다. 랑게르한스섬은 크기가 매우 작지만 혈당을 조절하는 호르몬을 분비하는 세포들이 모여 있다. 이 작은 섬이 혈당을 조절하는 중요한 연합 편대 역할을 하는 것이다.

랑게르한스섬에는 여러 종류의 내분비세포가 있는데, 가장 대표적인 것이 인슐린을 분비하는 베타세포$^{β-cell}$와 글루카곤^{glucagon}을 분비하는 알파세포$^{α-cell}$다. 베타세포는 랑게르한스섬의 약 70~80%를 차지하고 알파세포는 약 15~20%를 차지한다.

잘 알려진 것처럼 인슐린은 혈당을 낮추는 유일한 호르몬이다. 글루카곤은 혈당이 떨어질 때 다시 혈당을 올리는 호르몬 중 하나다. 랑게르한스섬의 대부분을 구성하는 두 종류의 세포는 음양의 조화를 이루듯 혈당을 일정하게 유지하기 위해 협업을 통해 최선을 다한다.

랑게르한스섬은 단순한 세포 덩어리가 아니라, 우리 몸에서 혈당을 정교하게 조절하는 컨트롤 타워다. 이 컨트롤 타워가 원활하게 작동할 때 우리는 혈당 스파이크 없이 건강한 대사를 유지할 수 있다. 랑게르한스섬이야말로 우리 몸속에서 가장 중요한 작은 '섬'이다.

우리 몸이 혈당을 조절하는 법

이제 우리 몸이 어떻게 혈당을 조절하는지, 그 여정을 따라가 보자. 밥 한 숟가락을 떠서 입에 넣는 순간부터 여정이 시작된다. 쌀밥은 대부분 탄수화물로 이루어져 있고 주성분은 전분이다. 전분은 여러 개의 포도당이 결합한 다당류이므로, 먼저 잘게 쪼개야 한다. 씹는 동안 프티알린(침 속의 아밀레이스 효소)이 작용하며 전분을 맥아당과 같은 이당류로 분해한다.

하지만 입에서의 소화는 제한적이며 음식물이 위로 넘어가면서 본격적인 소화 과정이 시작된다. 위는 단백질 소화를 위해 강한 산성 환경(pH 1~2)을 유지하는데, 그러다 보니 탄수화물 소화 효소인 아밀레이스^{amylase}의 활성이 일부분 억제된다. 그래서 위에서는 탄수화물 소화가 거의 진행되지 않는다.

음식물이 십이지장으로 내려가야 탄수화물 소화가 활발해진다. 외분비 췌장에서 분비된 아밀레이스가 남은 전분을 더 작은 이당류로 분해하고 십이지장과 소장의 상부에 존재하는 말테이스^{maltase}, 수크레이스^{sucrase}, 락테이스^{lactase} 등의 효소가 이당류를 단당류(포도당, 과당, 갈락토스)로 최종 분해한다.• 이 단당류들은 소장상피세포^{enterocytes}를 통해 흡수되고, 혈액으로 이동하면서 혈

• 이 효소들을 묶어서 알파 글루코시다제(α-glucosidase)라고 하는데 이 책의 앞부분에서 환자를 치료하기 위해 투여한 아카보스라는 약이 이 효소를 억제한다.

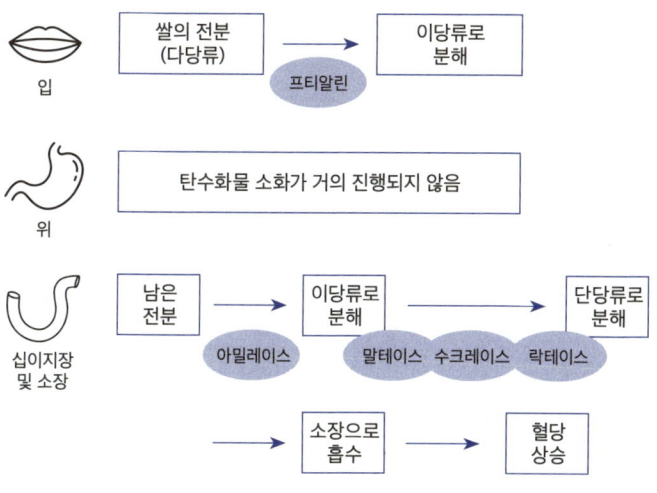

밥의 소화 흡수 과정

당이 상승하기 시작한다.

이때 등장하는 것이 장호르몬인 GIP$^{\text{Glucose-dependent Insulinotropic Polypeptide}}$와 GLP-1$^{\text{Glucagon-Like Peptide-1}}$이다.

* **GIP:** 췌장의 베타세포를 자극해 인슐린 분비를 촉진한다. 인슐린 분비가 포도당 농도에 의존적으로 조절되도록 돕는다.
* **GLP-1:** 인슐린 분비를 촉진하는 동시에 글루카곤의 분비를 억제해 혈당 상승을 조절한다. 위 배출$^{\text{gastric emptying}}$을

늦추고 식욕을 조절해 혈당이 급격하게 오르지 않도록 조율한다.*

혈당이 올라가기 시작하면 췌장의 베타세포가 인슐린을 분비해 혈당을 낮춘다. 인슐린은 근육, 간, 지방세포에 작용해 혈액 속 포도당을 세포 내부로 이동시킨다. 근육과 간에서는 포도당을 글리코겐으로 저장해 필요할 때 다시 사용할 수 있도록 하고, 지방세포에서는 포도당을 지방산으로 전환해 중성지방^{triglyceride}으로 저장한다.

한편, 혈당이 너무 낮아지는 것을 방지하기 위해 췌장의 알파세포에서는 글루카곤이 분비된다. 글루카곤은 간에 저장된 글리코겐을 분해해 혈액으로 포도당을 방출하는 역할을 한다. 또한 포도당이 부족할 때는 포도당 신생합성^{gluconeogenesis}을 촉진해 단백질과 지방으로 포도당을 만들어 낸다.

이 모든 과정이 정교하게 조율되면서 혈당은 일정 범위 내로 유지된다. 만약 이 조절 시스템이 제대로 작동하지 않으면 혈당이 너무 높아지는 고혈당 문제나 너무 낮아지는 저혈당 문제가 발생한다.

- GIP와 GLP-1은 당뇨병 치료제로 개발되어 사용 중이며, 최근에는 비만치료제로도 각광을 받고 있다. 오젬픽(Ozempic), 위고비(Wegovy), 마운자로(Mounjaro) 등이 대표적인 약이다.

결국 우리가 밥을 한 공기를 다 먹고도 혈당이 치솟지 않는 이유는 입에서 시작된 소화 과정과 소장의 호르몬 반응, 그리고 췌장에서 분비되는 인슐린과 글루카곤이 유기적으로 조화를 이루기 때문이다. 그리고 이 시스템이 건강하게 유지될 때 혈당은 일정한 리듬을 유지하며 몸의 균형을 맞춰 준다.

혈당 스파이크가 생기는 이유

그렇다면 혈당이 서서히 상승했다가 점진적으로 낮아지지 않고, 급격히 상승했다가 빠르게 떨어지는 혈당 스파이크는 왜 발생하는 걸까? 그 이유를 정리하면 다음과 같다.

(1) 단순당과 정제 곡물 과다 섭취

혈당 스파이크의 가장 흔한 원인은 단순당$^{simple\ sugar}$ 과다 섭취다. 단순당은 구조가 단순한 탄수화물로, 소장에서 빠르게 흡수되어 혈당을 급격히 상승시킨다. 대표적인 단순당으로는 포도당, 과당^{fructose}, 자당^{sucrose} 등이 있으며, 설탕이 많이 들어간 음식인 빵, 케이크, 청량음료, 사탕, 아이스크림 등이 해당한다. 식이섬유가 많지 않은 백미, 밀가루 등 정제 곡물을 이용해서 만든 음식도 혈당을 급격히 상승시킬 수 있다.

회사원 지현 씨의 하루를 다시 되짚어 보자. 지현 씨가 하루 종일 먹은 음식은 바닐라라테, 크루아상, 과자, 떡볶이, 김밥, 튀김, 믹스커피, 초콜릿 등 설탕이 뒤범벅된 음식이며 매우 정제된 탄수화물이다. 이 탄수화물은 혈당 스파이크가 반복해서 발생하는 원인을 제공한다.

(2) 위 배출 속도의 변화

음식이 위에서 십이지장으로 내려가는 속도를 위 배출이라고 하는데, 이 속도가 너무 빠르면 혈당 스파이크가 쉽게 발생한다. 소화되기 쉬운 음식, 즉 식이섬유가 적고 단순당이 많은 음식은 위에서 머무르는 시간이 짧아서 위 배출 속도도 빨라진다. 너무 빠르게 식사하거나 흡수가 빨리 되는 정제 탄수화물 위주의 식사는 혈당 조절에 좋지 않은 습관이다.

(3) 인슐린 분비 및 작용 문제

혈당이 올라가면 혈당을 낮추기 위해 췌장의 베타세포에서 인슐린이 분비된다. 인슐린은 혈액 속 포도당을 세포로 이동시켜 에너지로 사용하도록 돕는다. 그러나 인슐린 분비나 작용에 문제가 생기면 혈당 조절이 원활하게 이루어지지 않아 혈당 스파이크가 발생할 수 있다.

혈액 속 포도당은 특정 통로를 통해서 세포 속으로 이동한다.

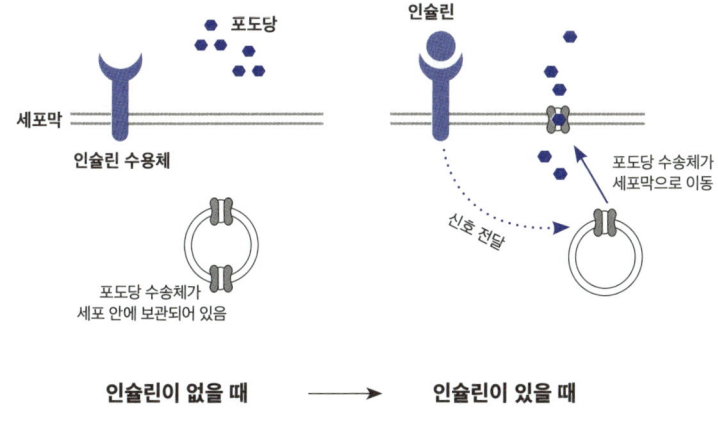

특이하게도 근육세포와 지방세포는 포도당이 드나드는 통로인 포도당 수송체가 평상시에는 세포질 속에 보관되어 있다. 그런데 인슐린이 세포막의 인슐린 수용체에 달라붙는 순간 포도당 수송체가 세포막으로 이동하게 된다. 이때 혈액 속 포도당이 근육세포와 지방세포로 들어갈 수 있다. 인슐린이 일종의 열쇠 역할을 하는 것이다.

그런데 세포가 인슐린에 제대로 반응하지 못하면 포도당이 세포로 이동할 수 없다. 이렇듯 '세포가 인슐린에 얼마나 잘 반응하는가'를 인슐린 감수성$^{insulin\ sensitivity}$이라고 한다. 인슐린 감수성이 높으면 인슐린이 조금만 있어도 작용이 원활하지만 반대로 인슐린 감수성이 낮으면 인슐린이 아무리 몰려와서 문을 두드려도 세포가 잘 반응하지 않는다.

인슐린 감수성이 계속 저하되면 인슐린이 분비되는데도 제대로 작용하지 않는 문제가 생긴다. 즉, 인슐린이 세포막의 인슐린 수용체에 붙어도 포도당 수송체가 세포막으로 이동하는 과정이 원활치 못한 상태를 인슐린 저항성$^{insulin\ resistance}$이라고 부른다. 이 경우 혈당이 제대로 조절되지 못해 혈당 스파이크가 생길 수 있다.

이 요소들을 우리 몸의 소화·흡수 단계와 연결지어 생각해보면 다음과 같은 그림이 된다.

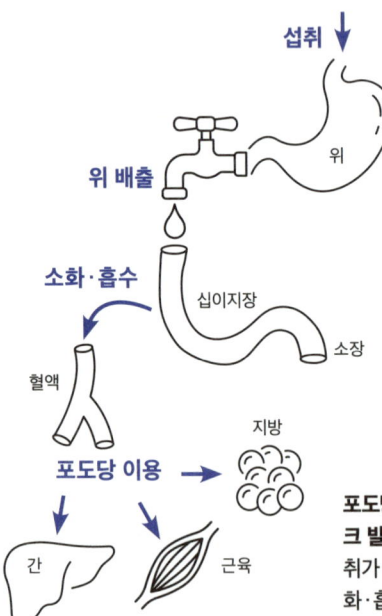

포도당의 소화·흡수 단계와 혈당 스파이크 발생의 기전: 단순당이나 정제 곡물 섭취가 증가하거나, 위 배출이 증가하고 소화·흡수가 빠르거나, 혈액 중 포도당이 조직이나 장기로 이동이 감소하는 경우 혈당 스파이크가 발생한다.

즉, 단순당과 정제 곡물의 섭취를 줄이고, 위 배출 속도를 늦추고, 인슐린 분비 및 작용을 개선하면 혈당 스파이크가 해결되는 것이다. 대응책을 표로 정리하면 다음과 같다.

혈당 스파이크의 원인	대응책
단순당과 정제 곡물의 과다 섭취	- 적게 먹기 - 정제된 탄수화물(쌀, 밀가루, 설탕) 대신 복합탄수화물(현미, 통곡물, 채소) 섭취 - 과일은 당도가 낮고 섬유질이 많은 것 위주로 섭취 - 단순당이 많은 음료(탄산음료, 가당 커피) 피하기
위 배출 속도 증가	- 천천히 먹기 - 식이섬유가 풍부한 음식(채소, 견과류, 통곡물)을 섭취해 위 배출 속도 지연 - 단백질과 건강한 지방을 함께 섭취해 위 배출 속도 조절
인슐린 작용 이상	- 규칙적인 운동(특히 식후 운동)으로 인슐린 감수성 증가 - 체중 감량(비만, 과체중의 경우)
인슐린 분비 및 작용의 이상	- 필요시 GLP-1 작용제, SGLT-2 억제제를 비롯한 혈당 변동성을 줄이는 약물 및 인슐린 주사 고려

참고로 인슐린 작용은 운동이나 체중 감량으로 개선할 수 있으나, 인슐린 분비를 개선하는 것은 약물 요법 없이는 어렵다.

혈당 스파이크를 해결하기 위한 구체적인 방법은 파트 2에서 자세하게 설명하겠다.

밥만 먹으면 너무 졸린데, 혈당 스파이크인가요?

사람들에게 혈당 스파이크라는 개념이 알려지면서 "혈당 스파이크는 증상이 어떤가요?", "밥만 먹고 나면 너무 졸린데 이게 혈당 스파이크인가요?"라는 질문을 많이 받는다.

저혈당이 아닌데도 불구하고 식사 후 2~4시간이 지나면 공복감, 불안감, 두근거림, 발한, 떨림 등의 증상이 나타나는 사람들이 있다. 대개 마른 체형, 예민한 성격을 가진 젊은 여성에게서 볼 수 있는 증상이다. 이 경우는 기능성 저혈당으로 진단한다. 아마 식후 혈당이 상승했다가 떨어지는 것을 자율신경이 예민하게 받아들여 여러 가지 증상이 나타나는 것으로 추정된다.

여기서 말하는 '기능성^{functional}'은 '기질적^{organic}'의 반대말이다. 위궤양이 있어서 소화가 안 되고 속이 쓰린 것은 기질적인 질병이고, 위장은 아무 문제가 없는데도 소화가 안 되고 속이 쓰린 것은 기능성 위장 장애라고 한다. 혹자는 신경성이라고도 부른다.

전형적인 저혈당 증상이 없는데도, 식후에 노곤하고 무기력한 느낌이 드는 것만 가지고 혈당 때문이라고 말할 수 있을까? 내분비과 의사에게는 쉽게 수긍이 되지 않는 대목이다.

그런데 2017년에 놀라운 연구 결과를 담은 책이 출간되었다. 이스라엘 바이츠만 과학연구소$^{Weizman\ Institute\ of\ Science}$의 에란 시걸 박사와 에란 엘리나브 박사가 쓴《맞춤식단혁명The Personalized Diet》이라는 책이다. 이들은 연속혈당측정기를 이용해 식후 혈당 데이터를 대량 수집했고, 장 마이크로바이옴microbiome(장내세균 무리)을 비롯한 각종 데이터를 수집해 인공지능 기계학습을 통해서 식후 혈당 변동을 예측할 수 있는지 연구했다.[3] 이들은 방대한 데이터를 분석해 식후 혈당 급상승이 노곤함 등의 증상과도 관련될 수 있다는 것을 '개인 차원'에서 관찰하게 되었다. 즉, 식후에 혈당 스파이크가 관찰되었을 때 노곤함을 느끼는 사람이 여럿 존재한다는 것을 발견했다는 뜻이다.

내 몸이 보내는 신호에 귀를 기울여라

그렇다면 혈당 스파이크가 반드시 피로감과 무기력의 원인일까? 대부분의 혈당 전문가는 갸우뚱할 것이다. 의사이자 과학자인 나는 "원인인가?"라는 질문에 매우 민감하다. 원인이라고 답하려면 인과관계를 증명해야 하기 때문이다.

대신 "연관성이 있는가?"라는 질문은 덜 부담스럽다. 연관성은 반드시 인과관계를 수반하지 않기 때문이다. 닭이 울면 새벽이 온다는 것은 연관성이다. 닭이 목청껏 울면 이윽고 동이 트는 경우가 많기 때문이다. 그러나 인과관계가 있다는 말은 닭이 울어야 새벽이 온다는 것이다. 그렇지는 않다. "닭의 모가지를 비틀어도 새벽은 온다"라는 유명한 말도 있지 않은가. 그렇다면 닭이 울어도 소용없는가? 아니다. 새벽이 오고 있음을 알려 주는 신호로서 가치가 있다.

만약 혈당 급상승과 급강하가 피로의 주요 원인이라면 혈당이 300mg/dL까지 쉽게 오르는 제1형 당뇨병 환자나 심한 제2형 당뇨병 환자들은 항상 극심한 피로감을 느껴야 한다. 하지만 그렇지 않은 경우도 많다.

하지만 한 사람이 반복적으로 특정 증상과 특정 혈당 패턴을 경험했고, 그 혈당 패턴을 조절했을 때 증상이 개선되었다면 인과성을 무시하기는 어렵다.

예를 들어, 한 환자가 특정 약을 먹을 때마다 속이 더부룩하고 소화가 안 된다고 했다고 하자. 의학적으로 그 약이 위장 장애를 일으킬 가능성이 낮더라도 환자가 "이 약만 먹으면 속이 불편한데, 먹지 않으면 괜찮아요"라고 반복적으로 말한다면 의사는 이를 무시할 수 없다. 약을 바꿔 보고 증상이 호전되는지 확인해야 한다. 혈당도 마찬가지다. 특정 음식이 한 사람에게 혈당 변화를 일으키고 그 변화가 피로감과 무기력으로 이어진다면, 이는 단순한 우연이 아닐 수 있다.

우리는 과학적 근거를 바탕으로 일반적인 법칙을 찾고 이를 기준으로 건강을 관리한다. 하지만 평균이 곧 모두를 대변하는 것은 아니다. 개개인의 몸은 서로 다르고, 같은 현상이라도 사람마다 다르게 반응할 수 있다.

예를 들어, 우유는 완전식품이라 불리며, 영양학적으로도 매우 우수하다. 그러나 모든 사람이 우유를 마실 수 있는 것은 아니다. 세계적으로 약 65%의 성인이 어느 정도의 유당 불내성을 가지고 있다. 우유가 아무리 좋은 식품이라 해도, 유당 불내성이 있는 사람에게는 소화불량과 복통을 일으킬 뿐이다. 이들에게 우유는 불편함의 원천에 불과하다.

이처럼 어떤 현상이 대부분의 사람에게는 문제가 되지 않아도 특정 개인에게는 전혀 다르게 작용할 수 있다. 그리고 그 개인의 경험은 단순한 예외가 아니라 몸이 보내는 중요한 신호일 가능성이 크다.

과거의 의학은 평균을 중심으로 발전해 왔다. 대규모 임상시험을 통해 효과가 입증된 치료법을 표준 치료로 삼고, 많은 사람에게 적용할 수 있도록 설계하는 방식이었다. 하지만 지금은 정밀 의학precision medicine, 맞춤 의학personalized medicine 의 시대가 열리고 있다. 같은 암이라도 유전자 변이에 따라 치료제가 다르게 적용된다. 또 같은 혈압약이라도 사람에 따라 효과가 다르고, 부작용도 다르게 나타난다. 이제 중요한 것은 공리주의와 유사한 개념인 '최대 다수에게 맞느냐'가 아니라 '나에게 맞느냐'다.

동일한 원리가 식후 혈당 반응에도 적용된다. 식후 혈당이

250mg/dL까지 올라도 아무런 증상이 없는 사람이 있는 반면, 식후 혈당이 180mg/dL만 넘어도 피로감을 느끼는 사람이 있다. 이 사람은 식단을 조절해 식후 혈당을 140mg/dL 미만으로 유지하니 피로감이 사라졌다.

혈당이 중요한 것인지 식단이 중요한 것인지는 알 길이 없다. 중요한 것은 내 몸이 좋아지고 나빠지는 것이다. 과학적으로 일반화하기 어렵다는 이유로 내 몸이 보내는 신호를 무시해서는 안 된다.

혈당 스파이크와 당뇨병의 관계

혈당 스파이크가 반복되면 당뇨병이 생길까? 혈당 스파이크가 나타나면 몸은 항상성에서 벗어나기 때문에 여러 가지 문제를 일으킬 가능성은 있다. 그러나 혈당 스파이크가 당뇨병의 '원인'인지, 아니면 당뇨병이 생기는 소인을 가진 사람이 보이는 '결과'인지는 분명하지 않다.

당뇨병은 다양한 유전자와 환경 요인에 의해서 발병 여부가 결정되며, 발병의 기전도 복잡하다. 권총을 발사하는 것을 예로 들어 보자. 당뇨병과 관련된 유전자 변이가 있는 경우는 권총에 총알이 장전된 셈이다. 총알이 장전된 것 자체는 아무 문제가 없다. 방아쇠를 당기기 전까지는 말이다. 방아쇠를 당기는 것은 환경적 요인이다. 운동 부족, 과식, 체중 증가, 스트레스 등등 환경적 요인이 방아쇠를 당겨서 당뇨병이 생긴다.

이처럼 당뇨병이 발생할 소인을 가진 사람은 혈당 스파이크를 보일 가능성도 크다. 그리고 이런 사람이 반복적으로 혈당 스파이크를 경험하는 것은 2가지 의미가 있다. 첫째, 고혈당을 유발하는 음식을 자주 먹는다는 것이다. 둘째, 혈당 조절 능력을 조금씩 상실해 가고 있다는 것이다. 완벽하게 정상적인 포도당 처리 능력을 가진 사람은 혈당 스파이크를 거의 보이지 않는다.

결국 혈당 스파이크의 반복이 당뇨병의 원인인지 결과인지는 명확하지 않지만, 여러 정황적 증거를 종합해 볼 때 '결과'에 가까울 가능성이 크다. 주변에서 "혈당 스파이크가 크게 나왔어"라고 말하면 나는 "아, 저분은 당뇨병이 생길 소인이 있거나, 당뇨병 전단계이거나, 이미 당뇨병일 수도 있겠다"라고 생각한다.

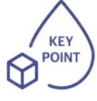 **혈당 스파이크를 이해하기 위한 기본 개념 2**

랑게르한스섬

췌장 전체에 흩어져 있는 세포 덩어리로 혈당 조절의 핵심 역할을 담당하는 내분비 기관이다.

- 베타세포: 혈당을 낮추는 인슐린 분비
- 알파세포: 혈당을 올리는 글루카곤 분비

몸속 혈당 농도에 따라 호르몬이 유기적으로 분비되어 항상성을 유지하게 만든다.

혈당 스파이크가 생기는 이유

1. 단순당과 정제 곡물을 너무 많이 섭취해서
2. 음식이 위에서 십이지장으로 내려가는 속도가 너무 빨라서
3. 혈당을 조절하는 인슐린이 분비되거나 작용하는 데 문제가 있어서

혈당 스파이크가 반복해서 일어나는 사람은 당뇨병이 생길 가능성이 높거나 당뇨병 전단계이거나, 이미 당뇨병일 수 있다.

3장

혈당 스파이크와 당뇨병

✹

혈당 스파이크보다 더 위험한 상태

혈당 스파이크는 식전 혈당은 정상에 가깝지만 식후에 급격한 혈당 상승이 있고 다시 혈당이 급강하하는 상태를 말한다. 그렇다면 지속적으로 혈당이 높은 상태인 고혈당 상태와 비교했을 때 무엇이 더 건강에 해로울까? 결론부터 말하자면 고혈당 상태가 더 위험하다.

보통 당뇨병 환자는 공복 또는 식전 혈당도 높다. 또한 식후에 혈당이 매우 높게 상승한 후 정상 수치까지 빨리 떨어지지 못하고 오랫동안 높은 상태가 지속된다. 즉, 당뇨병이 있으면 식전 혈당과 식후 혈당 모두 높으며, 다시 식전 혈당 수준으로 복귀하는 데도 훨씬 긴 시간이 필요하다.* 당뇨병을 의학적으로 정의할 때 인슐린 분비 및 작용 이상으로 인해 발생하는 만성적인 고혈당 상태라고 하는 이유다.

당뇨병 환자에게 인슐린 혹은 설폰요소제 같은 저혈당을 유발할 수 있는 약을 투여하면 혈당이 70mg/dL 미만까지 떨어지는 저혈당이 나타날 수 있다. 저혈당이 발생하면 급한 마음에 허겁지겁 음식을 먹고, 다시 심한 고혈당 상태가 된다. 그래서 당뇨병 환자의 연속혈당측정 기록을 보면 혈당 스파이크를 넘어서서 마치 혈당 롤러코스터를 타는 것 같다.

혈당 스파이크도 건강에 좋을 리가 없지만 지속적으로 고혈당을 보이거나 고혈당과 저혈당 롤러코스터를 타는 경우는 장기적인 치료의 차원에서 접근해야 한다.

또한 당뇨병 환자에게 혈당 스파이크가 생기는 것은 당뇨병 합병증과 연관되기 때문에 굉장히 주의해야 할 일이다. 2006년, 프랑스의 루이 모니에Louis Monnier 박사는 혈당 변동성glycemic variability이 산화 스트레스를 유발하며, 이는 단순한 만성 고혈당보다 더 해로운 영향을 미칠 수 있다고 주장했다.[4] 그렇기에 혈당 조절의 목표는 단순히 평균 혈당을 반영한 당화혈색소HbA1c를 낮추는 것이 아니라, 혈당 변동을 최소화하는 방향으로 나아가야 한다고 제안했다.

미국의 얼 허쉬Irl Hirsch 교수는 고혈당 스파이크hyperglycemic spikes라

- 혈당이 정상인 사람은 3시간 후면 다시 공복 혈당과 같은 상태로 돌아온다. 그러나 당뇨병 환자가 원래 혈당으로 회복하는 데는 약 5시간이 소요된다.

는 표현을 사용하면서 혈당 롤러코스터가 염증성 사이토카인 분비, 염증세포 증가와 관련이 있고, 혈당 변동성은 당뇨 합병증과도 관련이 있다고 주장했다.[5]

그렇다면 "혈당 변동성을 줄이면 당화혈색소와는 무관하게 당뇨병 합병증을 줄일 수 있을까"라는 질문이 나올 수 있다. 아쉽게도 이에 대한 연구는 아직 없다. 이러한 연구를 설계하거나 수행하기가 어렵기 때문이다. 그러나 여러 간접적인 증거와 실험 결과 등을 종합할 때 혈당 변동성은 당뇨병 합병증을 증가시킬 개연성이 높을 것으로 보인다.

당뇨병의 종류

당뇨병은 고혈당을 특징으로 하는 질환을 통틀어 부르는 말이다. 따라서 당뇨병이라는 이름 아래에 다양한 아형^{subtype}이 존재한다. 우리가 냉면이라고 하면 하나의 음식을 말하는 것이 아니라 평양냉면, 함흥냉면, 물냉면, 비빔냉면 등을 모두 아우르는 것과 비슷하다. 당뇨병에는 크게 4가지 아형이 있다.

(1) 제1형 당뇨병

인슐린을 만들어 내는 췌장소도의 베타세포가 자신의 면역계에 의해 파괴되어 생기는 당뇨병이다. 면역계가 착란을 일으켜 소중한 인슐린을 만들어 내는 우리 몸의 베타세포를 남의 것으로 인식하고 파괴하는 경우다. 일종의 자가면역질환인 셈이다. 주로 어린이, 청소년 등 젊은 나이에 발병하는 특징이 있다. 인슐린을 전혀 만들지 못해 엄청난 고혈당과 이에 따른 급성 합병증이 생길 수 있기 때문에, 생명을 유지하기 위해서 반드시 인슐린 치료가 필요하다.

(2) 제2형 당뇨병

제2형 당뇨병은 대개 나이가 들면서 복부 비만이 생기고 당뇨병의 가족력이 있는 사람에게 주로 발병한다. 인슐린은 분비되지만 그 작용이 신통치 않아 인슐린 저항성이 높은 경우, 인슐린 생산 자체가 충분치 못한 경우가 여기에 해당한다. 제1형 당뇨병이 인슐린의 절대적 결핍이라면, 제2형 당뇨병은 인슐린의 상대적 결핍에 의한 병이다.

결국 인슐린이 절대적으로 부족한 경우는 아니지만 우리 몸에서 필요한 만큼 공급되지 못하기 때문에 나타나는 당뇨병이다. 초기에는 식이요법, 운동요법만으로 조절되기도 하지만 대개는 약물 치료가 필요하고 인슐린 주사가 필요한 경우도 많다.

이외에 췌장을 절제한 후나 스테로이드 약물에 의해 생기는 경우처럼 발병 원인이 명확한 특이형 당뇨병과 임신 중에 발견된 대사 이상으로 생기는 임신성 당뇨병이 있다.

여러 아형이 있지만 당뇨병 환자의 90% 이상을 차지하는 것이 제2형 당뇨병이다. 따라서 일반적으로 당뇨병이라 하면 제2형 당뇨병을 지칭하는 경우가 많다. 제1형 당뇨병, 특이형 당뇨병, 임신성 당뇨병까지 확대해서 적용되지 않는 경우도 많으니 혼동하지 않도록 주의가 필요하다.

생각보다 무서운 병, 당뇨

당뇨병은 기본적으로 인슐린 분비 및 작용에 문제가 발생한 호르몬 혹은 내분비질환이다. 인슐린 분비 및 작용 이상은 고혈당으로 이어진다. 즉, 포도당 대사에 문제가 생기는 대사질환이다. 특이하게도 당뇨병 합병증은 혈관을 중심으로 나타나기 때문에, 합병증의 측면에서 바라보면 광범위한 혈관 질환이라고도 할 수 있다.

왜 혈관 질환이 나타날까? 혈액 속 포도당 농도가 높아지면 가장 먼저 혈관벽에 스트레스가 전해진다. 우리의 몸은 기본적으로 항상성을 추구한다. 일정한 범위에서 혈당이 조절되어야 하는데, 크게 올랐다가 크게 떨어지기를 반복하거나 계속해서 매우 높은 농도를 유지한다면 혈관에는 큰 스트레스가 된다.

혈관벽은 내피세포로 덮여 있다. 따라서 혈액 속 포도당 농도가 높으면 내피세포 기능에 장애가 발생한다. 흔히 '피가 끈적끈적해져서' 문제가 생긴다고 표현하곤 하는데, 사실은 매우 복잡한 생화학적 기전이 작용한다.•

당뇨병의 혈관 합병증은 미세혈관 합병증microvascular complication과 대혈관 합병증macrovascular complication으로 나뉜다.

(1) 미세혈관 합병증

미세혈관은 우리 눈의 망막에 있는 혈관, 피를 여과하는 조직인 콩팥의 사구체, 말초신경에 혈액을 공급하는 혈관이 대표적이다. 망막 혈관에 문제가 생기면 실명으로 이어질 수 있고, 콩팥 혈관에 문제가 생기면 단백뇨가 생기고 여과 기능이 떨어지며, 더 진행되면 투석 치료나 콩팥 이식을 받아야 할 수도 있다. 말초신경으로 가는 혈관에 문제가 생기면 신경이 기능을 잃게 된다. 결국 통증이 생기거나 감각을 느낄 수 없게 된다. 주로 발끝부터 시작해서 점차 위쪽으로 증상이 진행되는데, 처음에는

- 고혈당에 의한 산화 스트레스 증가, 폴리올(polyol) 경로 활성화, 비효소적 당화(non-enzymatic glycation) 증가, 단백질 키나아제 C(PKC) 활성화 등이 혈관 합병증 발생에 기여한다.

발이 따끔거리거나 저린 느낌이 들다가 신경 손상이 심해지면 감각이 둔해지거나 없어지게 된다. 길을 걷다가 신발 속에 아주 작은 모래알 하나만 들어와도 불편을 느끼고 신발을 벗어서 모래알을 털어 내지 않는가. 그러나 말초신경병증이 진행되면 이런 감각조차 느낄 수가 없다.

(2) 대혈관 합병증

심장에 혈액을 공급하는 관상동맥, 뇌혈관, 말초동맥 등 우리 몸속 큰 혈관에 나타나는 합병증이다. 쉽게 설명하면, 콜레스테롤이 혈관벽에 쌓이면서 죽상동맥경화^{atherosclerosis}가 생긴다. 혈관 내피세포 아래에 쌓이는 죽종^{atheroma}은 죽처럼 보인다고 해서 붙은 이름으로, 마치 녹슨 수도 파이프처럼 혈관을 좁아지게 하고 심해지면 아예 막아 버린다. 간혹 죽종이 혈관 안쪽으로 터져 나오는 경우가 있는데, 이때는 혈소판이 총출동해 엉겨 붙으면서 급격한 속도로 혈관을 막아 버린다. 관상동맥에 이런 일이 생기면 급성 심근경색이 되고, 뇌혈관에 이러한 일이 생기면 뇌경색이 되는 것이다. 매우 위험한 병이며 생명을 앗아 가는 주범이기도 하다.

말초동맥질환은 대개 다리로 가는 혈관에 발생한다. 혈관이 좁아지면서 혈류가 줄어들어 조금만 걸어도 다리에 쥐가 난 듯한 통증이 발생한다. 일상생활에 큰 지장을 줄 뿐 아니라 혈관이 극도로 좁아지거나 막히면서 다리가 썩는 경우도 발생한다.

미세혈관 합병증은 당뇨병이 있는 경우에 발생하는 경우가 대부분이다. 그래서 합병증이 발생한 이후에 당뇨병이 아닌지 의심해 진단하게 되는 경우도 있다. 안과 의사가 망막 혈관의 이상을 먼저 진단한 후에 내분비내과로 의뢰하는 식이다.

그러나 죽상동맥경화증은 당뇨병이 없어도 고혈압, 이상지질혈증, 흡연 등의 위험 인자가 있는 경우에 발생할 수 있다. 이러한 위험 인자를 가지면서 동시에 당뇨병까지 있다면 죽상동맥경화증에 의한 심혈관계 질환의 위험이 2~3배는 증폭된다. 훨씬 위험한 상황에 직면하는 셈이다. 당뇨병 환자가 죽상동맥경화증의 위험 인자를 가지고 있는 경우에는 더욱 철저한 관리가 필요하다.

이외에도 감염 증가, 상처 치유 지연, 성기능 저하 등등 전신에 다양한 합병증이 발생할 수 있다. 또한 매우 높은 혈당이 지속된다면 갑작스러운 의식 저하를 겪을 수도 있다.

당뇨병에도 전조 증상이 있나요?

과거에는 당뇨병 증상으로 흔히 3가지를 꼽았다. 소변을 자주 보고 소변량이 늘어나는 다뇨^{多尿}, 갈증이 심해서 물을 많이 마시게 되는 다음^{多飮}, 먹어도 먹어도 허기져서 또 먹는 다식^{多食}, 이 3가지 증상을 삼다증^{三多症}이라고 부른다.

그리고 또 하나의 증상이 있는데 원인이 설명되지 않는 체중 감소다. 많이 먹고, 특별히 운동을 하지도 않는데 체중이 줄어든다. 즉, 체중이 주는 원인을 알 수가 없다. 소변으로 빠져나가는 포도당과 수분이 많다 보니 체중이 빠지는 것인데 검사를 해 보지 않으면 알 수가 없는 부분이다.

그러면 삼다증과 체중 감소는 혈당이 어느 정도일 때 나타나는 증상일까? 콩팥은 혈액을 여과해 노폐물을 배설하고 나머지는 다시 재흡수하는 기능을 한다. 혈액을 여과할 때 혈액 속 포도당도 같이 여과되지만 소중한 에너지원이 빠져나가도록 그냥 둘 수는 없기 때문에 다시 포도당을 재흡수한다. 그러나 혈액 중 포도당이 너무 많으면 모두 재흡수하기가 어렵다. 혈당이 180~220mg/dL가 넘으면 소변으로 포도당이 빠져나가기 시작한다.

포도당은 삼투압을 가지고 있다. 딸기에 설탕을 골고루 뿌리고 몇 시간 지나면 딸기에 달콤한 물이 생긴다. 이렇게 딸기로부터 수분이 빠져나오게 하는 힘이 삼투압이다. 삼투압을 가진 용질은 물을 끌어당기는 성질이 있다. 따라서 소변으로 포도당이 빠져나가면 물을 많이 끌고 나가게 되는데, 이 현상을 삼투성이뇨 osmotic diuresis 라고 한다.

결과적으로 소변량이 많아지는 다뇨가 발생하고, 물이 많이 빠져나가니 물을 많이 마시는 다음이 발생하고, 포도당이 빠져나가니 허기져서 자꾸 먹는 다식이 발생하고, 이 과정이 복합적으로 작용해 체중이 빠진다. 즉, 삼다증과 체중 감소는 당뇨병의 전조 증상이 아니라 당뇨병이 한참 진행되어 매우 심한 고혈당이 있을 때 나타나는 증상이다.

과거에는 삼다증이나 체중 감소로 병원을 찾고 당뇨병으로 진단받는 경우가 자주 있었다. 그러나 지금은 이런 증상이 나타나기 전에 발견되는 경우가 대부분이다. 우리나라만큼 건강검진 시스템이 잘된 나라도 없기 때문이다. 국가에서 주기적으로 하는 건강검진이나 직장 건강검진 등 돈을 크게 들이지 않아도 할 수 있는 검진 기회가 많다. 건강검진을 통해 당뇨병 전단계에서 발견되거나, 당뇨병 진단 기준을 살짝 넘어선 조기에 발견되는 편이다.

대한당뇨병학회는 35세 이상 성인에게 당뇨병 선별검사를 하도록 권고하고 있고, 위험 인자가 있다면 19세 이상부터 시행하도록 권고하고 있다. 다음 목록에 해당하는 위험 인자를 가지고 있다면 정기적으로 혈액 검사를 하는 것이 가장 좋다.

✓ 제2형 당뇨병의 위험 인자

- 과체중 또는 비만(체질량지수 23kg/m² 이상)
- 복부 비만(허리둘레 남성 90cm, 여성 85cm 이상)
- 직계가족(부모, 형제자매) 중 당뇨병이 있는 경우
- 공복 혈당 장애나 내당능 장애의 과거력
- 임신성 당뇨병이나 4kg 이상의 거대아 출산력
- 고혈압(140/90mmHg 이상 또는 약물 복용)
- HDL콜레스테롤 35mg/dL 미만 또는 중성지방 250mg/dL 이상
- 인슐린 저항성(다낭성 난소 증후군, 흑색가시세포증 등)
- 심혈관계 질환(뇌졸중, 관상동맥 질환 등)
- 약물 복용(글루코코티코이드, 비정형 항정신병약 등)

생활 습관 개선이 가져온 변화

대한당뇨병학회에서는 2021~2022년 데이터를 바탕으로 우리나라 30세 이상 성인 10명 중 4명, 65세 이상 노령층 인구는 2명 중 1명이 당뇨병 전단계에 해당하며, 숫자로는 1200만 명에 달

한다고 보고했다. 30세 이상 성인의 당뇨병 유병률은 약 15.5%로, 500만 명에 달한다.

당뇨병 전단계에 있는 사람 중에서는 매년 5~10%가 당뇨병으로 진행된다. 10년을 두고 보면 50% 이상은 당뇨병이 생긴다고 볼 수 있다. 언뜻 봤을 때는 심각하지 않아 보이지만, 바꿔 말하면 당뇨병 전단계로 판정받은 뒤 10년이 지나면 50% 이상의 확률로 당뇨병에 걸릴 수 있다는 말이다. 즉, 당뇨병 전단계에 해당하는 사람은 당뇨병 발병의 고위험군이다.

당뇨병 전단계인 사람에게는 또 하나의 위험이 있는데, 바로 심혈관계 질환의 위험이 증가한다는 점이다. 대개 혈당 상승이 복부 비만, 이상지혈증, 고혈압 등과 동반되기 때문이다. 알다시피 열거한 것 모두 심혈관계 질환의 위험 인자다.● 따라서 당뇨병 전단계에 있는 사람은 심혈관계 질환의 위험 인자 또한 가지고 있지 않은지 살펴볼 필요가 있다.

그러면 당뇨병 전단계에서 당뇨병으로 진행되는 것을 막을 수 있을까? 적어도 과체중이나 비만한 경우에는 방법이 있다. 2002년에 미국[6]과 핀란드[7]에서 당뇨병 예방 연구 결과를 발표했다. 두 연구 모두 당뇨병 전단계에 있는 사람들을 대상으로 생활 습관을 교정했으며, 미국 연구에서는 당뇨병 치료제를 사

- 이러한 심혈관계 질환의 위험 인자가 한 사람에게 동시에 존재하는 것을 대사 증후군(metabolic syndrome)이라고 한다.

용한 경우의 효과도 함께 알아보았다. 두 연구 모두 생활 습관 교정이 당뇨병 발병을 58%나 낮췄으며 미국 연구에서 당뇨병 치료제는 당뇨병 발병을 31% 낮췄다. 약보다 생활 습관 교정의 힘이 더 컸다.

핀란드에서 시행했던 생활 습관 교정 치료는 5가지 목표를 제시하고 연구를 진행했다.

① 현재 체중에서 5% 감량하기*
② 지방 섭취 줄이기
③ 포화지방 섭취 줄이기
④ 식이섬유 섭취 늘리기
⑤ 일주일에 적어도 150분 운동하기

설명의 편의를 위해 ②, ③, ④ 항목을 간단하게 설명했지만, 실제 연구에서는 철저한 영양 교육을 실시했다. 포화지방이 많은 동물성 지방 섭취를 최대한 줄이고, 식이섬유 섭취를 위해서 통곡물, 과일, 채소 섭취를 늘리는 방식으로 식이요법을 한 것이다.

그러면 의문점이 하나 생긴다. 왜 어떤 참가자는 당뇨병이 생기고, 어떤 참가자는 당뇨병이 생기지 않았까? 핀란드 연구진들

---

* 미국 연구에서는 체중 감량 목표를 5%가 아닌 7%로 잡았다.

은 5가지 항목을 얼마나 철저히 지켰는지 살펴보았다. 당시 연구는 약 3년 동안 진행되었는데, 5가지 항목 중 4가지 혹은 5가지를 철저히 지킨 사람은 모두 당뇨병이 생기지 않았다. 그러나 5가지 항목 중 하나도 지키지 못한 사람 중 40%는 당뇨병이 발생했다. 당연하지만 건강한 생활 습관을 실천에 옮기느냐에 따라 전혀 다른 결과가 나타난 것이다.

최근 강력한 비만 치료제를 사용해 당뇨병 발병을 줄일 수 있다는 연구[8]도 보고되고 있지만 약을 사용하는 만큼 비용과 부작용의 문제가 있다. 즉, 약물 치료보다는 생활 습관을 바꾸는 것이 비용도 적게 들면서 부작용이 없고 가장 효과가 좋은 방법이다.

"당뇨병 치료제가 많이 발전했다는데, 그냥 약만 잘 챙겨 먹으면 되는 거 아닌가요? 굳이 생활 습관까지 바꿔야 하나요?"라고 묻는 분들이 있다. 실제로 "먹고 싶은 건 다 먹고, 그냥 약으로 조절하겠다"라고 말하는 환자도 적지 않다.

물론 그렇게 살아갈 수도 있다. 하지만 약에만 의존하기보다는 생활 습관을 바로잡아 전반적인 건강을 개선하는 것이 훨씬 더 나은 길 아닐까? 식이요법과 운동요법 등 생활 습관 개선은 모든 만성 대사성 질환 치료의 근간이다. 혈당을 낮추는 것을 넘어 내 건강이 좋아지는 효과가 있다.

의사가 체중 조절을 강조하는 이유

2002년, 서울대학교병원 내분비내과에서 전임의를 하던 시절에 미토콘드리아 유전자의 변이가 당뇨병 발병에 기여하는 정도를 분석해 해외 의학 잡지에 투고한 적이 있다. 영국에 기반을 둔 의학 잡지였는데, 우리 논문을 심사한 후에 예상치 못한 질문을 했다.

"왜 이렇게 당뇨병 환자가 날씬한가?"

외국의 기준으로는 당뇨병 환자가 너무 날씬했기 때문에 나온 질문이었다.● 이 질문에 "(한국인의) 제2형 당뇨병은 인슐린 저항성과 인슐린 분비 부족의 합으로 나타난다"라고 설명했다. 서양인에 비해 동양인은 인슐린 저항성이 비교적 덜 나타나지만 인슐린 분비가 부족한 경우가 많다. 한국인 당뇨병 환자의 유전자를 연구해 보니 인슐린을 분비하는 췌장소도 베타세포의 발생과 기능에 영향을 미치는 유전자가 다수 발견된 바 있다. 이러한 유전적 특성 때문에 비만도가 서양보다 현저히 낮음에도 불구하고 당뇨병이 잘 생긴다.

이처럼 인슐린 분비가 약한 유전적 배경을 가지고 있는 상황

● 외국의 경우 체질량지수 $25kg/m^2$부터 과체중, $30kg/m^2$ 이상이 비만이다. 당시 우리 연구에 포함된 환자들은 체질량지수가 $23 \sim 24kg/m^2$ 수준으로 외국 기준으로는 과체중도 비만도 아니었다. 비만하지 않은 당뇨병이 많다는 것은 우리나라를 포함한 동아시아의 특징이다.

에서 비만까지 겹친다면 당뇨병은 더욱 쉽게 발생할 수 있다. 최근 대한당뇨병학회의 조사에 따르면, 우리나라 당뇨병 환자의 53.8%가 비만이며, 61.2%가 복부 비만이라고 한다. 통계 수치를 뒤집어 보면 당뇨병 환자의 46.2%가 비만이 아니라는 뜻이다. 과체중에도 해당되지 않는 사람은 약 25%라고 한다. 그래서 "저는 비만도 아닌데 왜 당뇨병에 걸렸을까요?"라는 질문을 하게 된다. "당뇨병 예방을 위해서는 살을 빼라고 하는데, 저는 정상 체중인데도 살을 더 빼야 하나요?"라는 질문도 흔하다.

정상 체중인 당뇨병 환자 중 일부는 당뇨병 발병 전에 비만이었던 경우가 상당히 있다. 인생 최고 체중까지 갔다가 당뇨병이 생기면서 살이 빠진 경우다. 혹시 현재는 정상 체중이지만 당뇨병이 있다면 나의 최고 체중이 얼마였는지를 한번 기억해 보기를 바란다.

또한 체중은 비만이 아니라도 복부 비만인 경우가 있다. 대한당뇨병학회 발표에서는 당뇨병 환자의 53.8%가 비만이며 61.2%가 복부 비만이라고 했다. 즉, 체질량지수로는 비만이 아니지만 복부 비만을 가지고 있는 사람이 약 7%라는 말이다. 복부 비만은 잘 알려진 당뇨병 발병 위험 인자다.

당뇨병의 발병 기전은 매우 복잡해서 비만만으로는 설명할 수 없다. 유전적 요인, 식습관, 운동 부족, 스트레스, 수면 부족, 환경 오염 물질 등등 매우 다양하다. 따라서 비만이 아니라도 당뇨병이 생길 수 있다. 그리고 이런 경우는 인슐린 저항성보다 인슐린 분비 부족이 문제가 되는 경우가 흔하다.

그러면 비만이 아닌데 당뇨병 전단계인 경우는 예방 방법이 없을까? 불행히도 비만이 아닌 당뇨병 전단계인 사람을 대상으로 당뇨병 예방 연구를 시행한 경우는 거의 없다. 그러나 역사적인 관점에서 보면 예방이 가능하다는 사실을 확인할 수 있다. 우리의 유전자는 과거의 사람들과 크게 다르지 않으니 말이다.

우리나라에서 당뇨병 클리닉은 서울대학교병원의 김응진 교수가 미국에서 당뇨병을 공부하고 돌아온 1960년대에 처음 개설되었다. 당시에는 환자가 1년에 10명도 채 안 되었다고 한다. 2025년 현재 대부분의 대학병원 당뇨병 클리닉에서는 하루 종일 의사 1명이 거의 100명에 가까운 환자를 만나고 있다. 그야말로 폭발적인 환자 증가라고 할 수 있다.

조선 시대에도 당뇨병이 있었다는 간접적인 증거가 있다. 당시에는 혈당을 측정할 수 있는 기술이 없어서 정확히 알 수는 없지만 세종대왕이 당뇨병을 앓았을 것이라는 간접 증거를 《세종실록》에서 확인할 수 있다. 세종대왕은 책 읽고 공부하기를 좋아하셨다고 하니 신체 활동은 적었을 것이고, 고기 반찬이 없으면 밥을 먹지 않으셨다고 하니 칼로리가 높은 음식을 많이 드셨을 것이다. 물을 많이 찾는 소갈증 증상이 있었다고도 한다. 현대를 사는 우리 중 다수가 세종대왕처럼 생활하고 있지 않을까.

즉, 과거에는 매우 드물었던 당뇨병이 현재에 와서 흔해진 원인 중 하나가 환경적인 요인이라고 결론지을 수 있다. 따라서 비만이 아닌데 당뇨병 전단계에 있는 사람도 건강한 생활 습관을 유지하면 예방할 가능성이 크다고 본다. 물론 구체적인 연구를 통해 증명되어야 자신 있게 말할 수 있지만 이러한 추론이 비논리적이지는 않을 것이다.

당뇨병 합병증과 예방법

당뇨병
인슐린 분비 및 작용 이상으로 발생하는 만성적인 고혈당 상태가 바로 당뇨병이다. 면역계 이상으로 인해 인슐린이 부족해서 생기는 제1형 당뇨병, 노화와 비만, 가족력 등으로 인한 제2형 당뇨병, 특이형 당뇨병, 임신성 당뇨병 등이 있다.

당뇨병 합병증
혈액 속 포도당 농도가 높아지면 혈관벽의 내피세포 기능에 장애가 발생한다. 그래서 당뇨병 합병증은 혈관을 중심으로 나타난다.
- 미세혈관 합병증 : 눈의 망막에 있는 혈관, 콩팥의 사구체, 말초신경 혈관처럼 미세혈관에 생기는 합병증으로 실명, 콩팥 기능 저하, 말초신경 기능 저하 등이 올 수 있다.
- 대혈관 합병증 : 관상동맥, 뇌혈관, 말초동맥 등 큰 혈관에 생기는 합병증으로 급성 심근경색, 뇌경색 등을 가져올 수 있다.

당뇨병의 예방
당뇨병은 지방 섭취를 줄이고 식이섬유 섭취 늘리기, 규칙적인 운동하기, 체중 감량하기 등과 같은 생활 습관을 개선하는 것만으로 예방 효과가 있다.

파트 2

혈당 스파이크 제로 작전

혈당 스파이크가 생기지 않게, 그러니까 항상 일정한 혈당을 유지할 수 있는 방법이 있을까? 어떻게 먹고 어떻게 움직이고 어떻게 생활하느냐에 따라 혈당은 천차만별로 달라진다. 혈당을 조절하고 우리 몸을 건강하게 만드는 과학적이고 실천 가능한 방법들을 알아보자.

1장

양:
덜 먹으면 덜 오른다

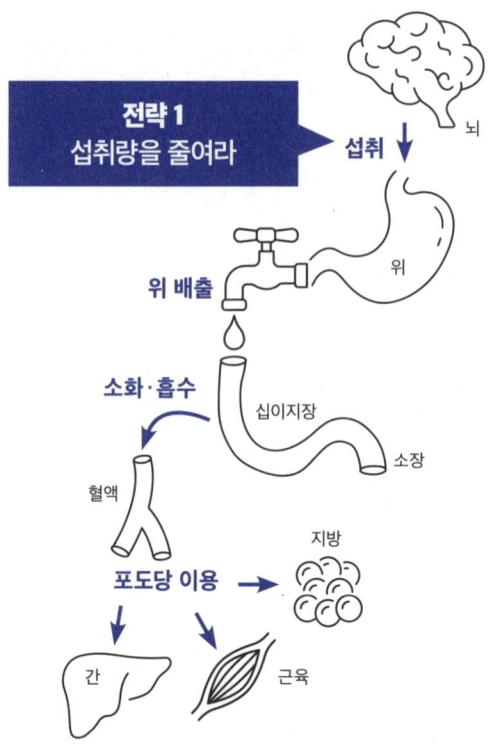

전략 1
혈당 스파이크를 막는 가장 기본적이고 간단한 방법이다.
혈당을 올리는 음식물이
몸속으로 유입되는 과정 자체를 차단하는 것이다.

소식(小食): 당신의 몸은 쓰레기통이 아니다

가장 단순하고 기본적인 전략이다. 혈당을 높이는 탄수화물 섭취량 자체기 줄이들면 소화·흡수 과정에서 몸속으로 늘어오는 포도당 양도 줄어든다.

우리는 어릴 적부터 음식을 남기지 말라는 가르침을 받았다. "밥은 절대 남기면 안 돼. 아까운 거야" 같은 말과 함께 자란 사람들이 많을 것이다. 경제적으로 어려운 시절을 겪은 부모 세대일수록 음식을 남기거나 버리는 것은 낭비이며 죄책감을 느껴야 한다고 생각한다. 하지만 건강을 위해서는 이 강박에서 벗어날 필요가 있다.

어느 날 식탁에 남은 케이크 한 조각을 발견했다. 버리자니 아깝고 그냥 두면 상할 것 같아 고민하다가 결국 먹어 버린다. 이 선택은 건강 면에서는 어떨까? 음식을 버리면 안 된다고 말하면서 은근슬쩍 필요 이상으로 먹고 있지는 않았나? 어떤 것이 내 몸을 위한 선택인지 고민해 본 적은 있는가?

음식물 쓰레기를 줄이는 것은 환경에 중요한 문제다. 하지만 배가 부른데도 버리기 아까워서 억지로 먹는 것은 몸을 쓰레기통처럼 취급하는 것과 다름없다. 필요하지 않은 칼로리와 당분을 몸에 밀어 넣는다고 생각해 보자. 몸이 필요로 하지 않는 에너지를 무리하게 받아들이면 여분의 에너지는 지방으로 저장되고, 혈당이 올라가며, 대사 건강에 악영향을 미친다. 낭비를 줄이는 것도 중요하지만 음식을 억지로 먹느니 차라리 버리는 것이 몸에는 더 나은 선택일 수 있다.

16세기 스위스의 의사이자 연금술사였던 파라셀수스[Paracelsus]는 "모든 것은 독이며, 독이 되지 않는 것은 아무것도 없다. 오직 용량에 따라 독과 약이 나뉠 뿐이다"라는 말을 남겼다. 어떤 물질이든 적절한 양을 섭취한다면 유익하지만 과하면 해가 된다는 뜻이다.

음식도 마찬가지다. 단백질, 지방, 탄수화물, 심지어 물조차 적절한 양을 섭취하면 건강에 도움이 되지만 과하면 몸에 부담을 준다. 한 조각의 케이크는 행복을 주겠지만 지속적으로 필요 이상의 칼로리를 섭취하면 체지방 증가, 인슐린 저항성, 혈당 스파이크 같은 대사 문제로 이어질 수 있다.

이제 남은 음식을 무조건 먹어야 한다는 강박에서 벗어나야 한다. 음식보다 내 몸이 더 소중하다. 과식을 피하고, 필요한 만큼만 섭취하는 것이 건강을 지키는 길이다. 우리가 버리는 것이 음식이 아니라 내 건강일 수도 있다는 사실을 기억해야 한다.

오키나와 장수 마을의 비결

일본 오키나와는 세계적인 장수 지역으로 유명하다. 오키나와 사람들이 오랫동안 건강을 유지하는 비결 중 하나가 '복팔분腹八分'이라는 철학이다. 말 그대로 배가 80% 정도 찼다는 느낌이 들면 숟가락을 내려놓는 것을 의미한다. 하지만 현실에서는 쉽지 않다. 우리는 배부르다고 느낄 때까지 먹고, 때로는 그 이상으로 과식한다. 그런데 배부름을 느낄 때쯤이면 이미 충분한 양을 섭취하고도 한참 지난 후다. 배가 꽉 찼다고 느끼기 전에 멈춰야 한다.

어떻게 하면 적당한 양을 먹을 수 있을까? 중요한 것은 절제의 미학이다. 다양한 음식을 천천히, 적절한 양으로 먹는 것이 최상의 방법이다. 우리는 맛있는 음식을 먹을 때 기쁨을 느끼고, 때로는 스트레스까지 해소하기도 한다. 하지만 맛있다고 해서 매번 포만감이 들도록 먹는 것은 건강에 좋지 않다. 천천히 먹으면 포만감을 더 빨리 느낄 수 있고, 더 적은 양으로도 만족감을 얻을 수 있다.

하지만 '적당히 먹어야지'라고 다짐해도 결국 그릇을 싹싹 비우고 만다. 우리가 시각적 단서에 얼마나 영향을 많이 받는지를 보여 주는 대표적인 연구가 있다. 미국의 브라이언 완싱크$^{Brian\ Wansink}$ 박사가 진행한 '자동 리필 수프 실험'이 그것이다. 참가자들은 그릇의 밑바닥에서 수프가 자동으로 더 채워지는 줄도 모르고 수프를 계속 떠먹었는데, 일반 그릇에 수프를 담아 준 경우보다 평균 73% 더 많은 수프를 먹었다.[9]

"손이 가요. 손이 가"라는 유명한 과자 광고처럼 눈앞에 음식이 있으면 손이 가고, 손으로 집으면 입으로 가고, 입으로 들어가면 살로 가거나 혈당이 오르는 법이다.

이 원리는 식탁에서도 그대로 적용된다. 눈앞에 음식이 많으면 다 먹어야 한다는 심리적 압박을 받는다. 그러니 처음부터 먹을 양만 적당히 차리고 부족하면 추가로 덜어 먹는 방식이 훨씬 효과적이다.

우리는 달콤한 음식이 너무 많은 세상에서 살고 있다

인류 역사상 지금처럼 달콤한 음식이 넘쳐 난 적이 없었다. 산업화 이전만 해도 자연에서 단맛을 얻는 것이 쉽지 않았다. 과일이나 꿀 같은 자연적인 당은 계절에 따라 제한적으로 구할 수 있었고, 설탕은 극소수의 사람만이 누릴 수 있는 사치품이었다. 우리가 맛있는 음식을 먹을 때 "꿀맛 같다"라는 표현을 쓰는 것도 이런 배경과 무관하지 않다. 우리 조상이 얻을 수 있었던 가장 정제된 형태의 당이 꿀이었기에, 단맛을 표현할 때 꿀맛이라고 표현하게 된 것이다.

그런데 우리가 음식을 입에 넣자마자 단맛을 느낀다는 것은 무엇을 의미할까? 입에 넣자마자 단맛이 난다면 그것은 단순당이 많이 들어 있다는 뜻이다. 단순당은 화학적으로 구조가 간단한 당으로, 빠르게 소화·흡수되어 혈당을 즉각적으로 올린다. 대표적인 단순당에는 포도당, 과당 같은 단당류가 있고, 설탕^{sucrose}, 맥아당^{maltose} 같은 이당류가 있다. 특히 과당은 단맛이 강한 대표적인 단순당으로, 청량음료나 주스에 많이 포함되어 있다.

우리 몸은 단맛에 저항할 수 없도록 진화했다. 고대에는 당이 귀했기 때문에 가능한 한 많이 섭취하는 것이 생존에 유리했다.

당을 섭취할 기회가 생기면 본능적으로 최대한 저장하려고 했고, 그 결과 뇌는 단맛을 강렬한 보상으로 인식하게 되었다. 마치 목이 마를 때 물이 가장 맛있게 느껴지는 것처럼 뇌가 필요로 하는 당을 먹었을 때 가장 강한 쾌감을 느끼도록 설계된 것이다.

그러나 시대가 변하면서 설탕은 희소한 자원이 아니라 쉽게 구할 수 있는 값싼 식품이 되었다. 지금은 더욱 심각하다. 현대의 가공식품은 과거보다 훨씬 달아졌다. 빵만 해도 예전에는 단맛이 거의 없고 퍽퍽했지만, 지금은 버터, 시럽, 치즈 등을 듬뿍 넣어 더욱 달고 부드러워졌다.

문제는 우리가 식사뿐만 아니라 간식으로도 단순당을 과도하게 섭취하고 있다는 점이다. 현대인의 간식은 대부분 달고, 바삭거리고, 에너지 밀도가 높다. 단맛은 설탕이, 바삭함은 기름이 만들어 내므로 설탕과 지방이 결합된 음식은 필연적으로 칼로리가 높다. 과자, 초콜릿, 케이크, 마카롱 같은 디저트뿐만 아니라, 카페에서 마시는 달콤한 음료, 청량음료, 주스도 달고 칼로리가 높다.

그렇다면 우리는 어떻게 해야 할까? 의도적이고 의식적으로 단맛을 피해야 한다. 단맛을 조절하는 것은 단순한 의지의 문제가 아니라 뇌를 훈련시키는 과정이다. 처음부터 단 음식을 사지 않는 것이 가장 좋은 방법이다. "눈에서 멀어지면, 마음에서도 멀어진다"라는 원칙은 언제나 유효하다. 우리 몸은 여전히 과거의 환경에 적응한 그대로다. 하지만 우리의 현실은 달라졌다. 당을 절제 없이 섭취하면 그 대가는 비만과 대사 질환, 당뇨병이라는 이름으로 돌아올 것이다.

과일은 많이 먹어도 된다는 착각

과일은 건강에 좋은 식품이지만, 그렇다고 무제한으로 먹어도 되는 식품은 아니다. 내가 어릴 때만 해도 과일이 지금처럼 달지 않았다. 그래서 토마토에 설탕을 뿌려 먹거나, 딸기에 연유를 뿌려 먹는 것이 흔했다. 하지만 현대의 과일은 품종 개량을 거듭하면서 점점 더 달아지고 있다. 사람들이 단맛을 선호하니 농업 기술도 이에 맞춰 더욱 당도가 높은 품종을 개발한다. 우리의 입맛은 점점 더 강한 단맛을 요구하고, 점점 더 단맛이 강한 과일이 생산되는 악순환이 반복된다. 이제 과일은 '나무에 달린 디저트 confectionery on the tree'라 불러도 과장이 아니다.

호주의 멜버른 동물원에서는 과일이 야생에서는 얻을 수 없는 수준으로 달기 때문에 동물들에게 해로울 수 있다는 이유로 제한적으로만 제공한다. 동물들이 당도가 지나치게 높은 과일을 먹으면 충치가 생기고 비만해지기 때문이다.

병원을 방문하는 많은 당뇨병 환자가 "과일은 얼마나 먹어야 하나요?"라고 묻는다. 내 대답은 항상 같다.

"우리가 식당에서 식사하면 후식으로 과일 한두 조각이 나오는 경우가 있죠? 그 정도가 가장 적절한 양입니다."

대부분의 환자는 깜짝 놀란다.

"그건 너무 적은데요."

맞다. 맛만 보는 수준의 적은 양이다. 하지만 그렇게 답하는 이유는 요즘 과일의 당도가 디저트 수준이기 때문이다. 당뇨 환자라면 그 정도 양의 과일만 섭취해야 식후 혈당에 크게 영향을 미치지 않는다. 그렇다고 당뇨가 있으니 무조건 과일을 피해야 하는 것은 아니다. 과일에는 미네랄, 비타민, 식이섬유, 그리고 폴리페놀polyphenol 같은 항산화 성분이 풍부하기 때문이다.

당뇨가 없는 사람이라면 과일을 자주 먹는 것이 오히려 당뇨병 예방에 도움이 된다거나[10] 일주일에 3번 이상 과일을 섭취하면 당뇨병 발병 위험이 2% 감소한다는 연구 결과도 있다.[11] 따라서 당뇨병이 있는지 없는지에 따라 접근 방법이 달라져야 한다. 당뇨병 환자라면 혈당을 직접 측정하면서 자신에게 적절한 양을 찾아야 한다. 하지만 당뇨병이 없다고 해도 한 번에 포도 한 송이를 모두 먹어 치운다거나 귤을 한 바구니 가득 담아 두고 계속 먹는 등등 지나치게 많은 양을 먹는 것은 좋지 않다.

혈당 스파이크가 생기는 것을 피하기 위해 과일 외에 추천하는 간식은 견과류다. 견과류는 혈당을 급격히 올리지 않으면서 건강에 유익한 지방과 단백질을 공급해 준다. 다만 칼로리가 높고 지방 함량이 많아 양 조절이 필요하다. 한 줌 정도를 간식으로 먹으면 도움이 된다.

탄수화물은 무조건 줄여야 할까

우리는 밥, 빵, 국수, 파스타 같은 탄수화물을 매일 섭취한다. 하지만 우리가 먹는 곡물이 모두 같은 곡물은 아니다. 곡물은 크게 정제 곡물refined grains과 통곡물whole grains로 나뉜다.

- ＊ **정제 곡물**: 도정 과정을 거치면서 껍질과 배아를 제거하고, 오로지 속 부분(배유)만 남긴 곡물. 흰쌀, 흰 밀가루, 흰 빵, 백미 떡, 국수, 파스타 등이 있다.
- ＊ **통곡물**: 도정을 덜 해서 곡물의 모든 부분을 그대로 보존한 곡물. 현미, 귀리, 보리, 호밀, 통밀빵 등이 해당한다.

정제 곡물이 문제가 되는 이유는 단순하다. 도정 과정에서 섬유질과 미네랄, 비타민이 상당 부분 제거되어 영양학적으로 불완전한 탄수화물이기 때문이다. 원래 곡물에는 복합 탄수화물

complex carbohydrates, 단백질, 식이섬유, 비타민 B군, 철, 마그네슘 같은 미네랄이 풍부하게 들어 있다. 하지만 정제 과정에서 곡물의 구조가 단순해지면서 소화와 흡수가 빨라지고, 혈당을 급격하게 올리는 단순 탄수화물simple carbohydrates로 변질된다. 현미밥이 흰쌀밥보다 포만감이 오래 유지되는 이유도 여기에 있다.

그렇다고 탄수화물을 무조건 줄여야 하는 것은 아니다. 탄수화물은 우리 몸의 중요한 에너지원이기에 무조건 줄이는 것이 능사가 아니다. 문제는 어떤 탄수화물을, 어떻게 섭취하느냐에 달려 있다. 탄수화물 자체를 적으로 돌리는 것이 아니라, 가공되지 않은 자연 그대로의 탄수화물을 선택하는 것이 핵심이다.

곡물을 섭취할 때 가장 좋은 방법은 통곡물을 기본으로 하되, 가공을 최소화한 곡물을 선택하는 것이다. 현미, 귀리, 보리, 퀴노아, 통밀빵처럼 껍질과 배아가 그대로 보존된 곡물을 섭취하면 식이섬유 덕분에 혈당이 천천히 오르고, 인슐린 저항성이 낮아지며, 장 건강에도 도움이 된다. 식이섬유는 소화 속도를 조절해 탄수화물이 천천히 흡수되도록 해 주고, 혈당 스파이크를 방지한다.

즉, 탄수화물을 선택할 때는 소화·흡수 속도가 느린 탄수화물slow carbs을 염두에 두는 것이 좋다. 혈당을 천천히 올리고, 포만감을 오래 유지하며, 다양한 영양소를 공급하는 복합 탄수화물을 중심으로 식단을 구성하는 것이다. 흰쌀 대신 현미, 흰 밀가루

대신 통밀가루를 선택하는 것이 더 나은 선택이다. 그러나 개인차가 있기 때문에 선택한 탄수화물이 혈당을 얼마나 올리는지는 식후 혈당을 측정하면서 확인해 보는 것이 정확하다.

간혹 식이섬유가 많은 현미 같은 곡물을 섭취하면 소화를 시키지 못해 고생하는 분들이 있다. 이런 분들에게는 현미가 좋은 선택이라고 할 수 없다. 차라리 흰쌀밥을 소량 섭취하는 것이 도움이 될 수도 있다. 결론적으로 탄수화물을 먹지 말아야 할 적이 아니라 올바르게 다룰 줄 아는 친구로 만드는 것이 건강한 식습관의 시작이다.

대체 감미료: 마음 놓고 먹어도 될까?

최근 제로 칼로리나 제로 슈거 식품이 큰 인기를 끌고 있다. 다이어트를 하는 사람이나 혈당 조절이 필요한 사람들에게는 설탕 대신 단맛을 주면서도 칼로리가 없는 이 식품들이 마치 구원처럼 여겨진다. 단맛의 비밀은 바로 대체 감미료[alternative sweeteners, sugar substitutes] 또는 비영양 감미료[non-nutritive sweeteners]다. 용어가 워낙 복잡한데, 편의상 대체 감미료라고 하자.

대체 감미료는 설탕은 아니지만, 미각 수용체를 자극해 뇌로 하여금 "달다"라고 인식하게 만든다. 당이 실제로 들어오지 않았음에도 뇌를 교묘히 속이는 것이다.

초기의 대체 감미료는 대부분 인공적으로 합성해서 만들어 냈다. 사카린, 아스파탐, 아세설팜 칼륨 등이 대표적이다. 이후에는 스테비아, 에리스리톨, 자일리톨처럼 자연에서 유래한 비영양 감미료가 등장했고, 이들은 단맛을 선호하면서도 건강을 염려하는 소비자들의 선택지를 넓혀 주었다. 음료뿐 아니라 아이스크림, 과자, 심지어 프로틴 바나 시리얼 등 다양한 제품에 대체 감미료가 들어가기 시작했다.

대체 감미료가 실제로 체중 감량이나 혈당 조절에 도움이 될까? 단기적으로는 도움이 된다. 칼로리가 거의 없고, 혈당을 직접적으로 올리지 않으니 일시적인 체중 감량이나 혈당 관리에는 유리할 수 있다. 하지만 장기적으로 보면 이야기가 달라진다. 오히려 인공 감미료를 꾸준히 섭취한 그룹에서 체중 증가, 인슐린 저항성 증가, 제2형 당뇨병과 심혈관계 질환 위험 증가 등의 부작용이 나타났다는 연구들이 있다.

2014년 이스라엘 바이츠만 과학연구소의 과학자들은 인공 감미료가 장내 미생물군$^{gut\ microbiota}$에 변화를 일으켜 포도당 대사 기능을 악화시킬 수 있다는 연구를 발표했다.[13] 감미료를 오래 섭취한 생쥐는 포도당 대사에 이상이 생겨 고혈당이 발생했고, 장내 미생물이 변화되었다는 것이다. 건강한 사람을 대상으로 한 실험에서도 유사한 현상이 관찰되었다. 결국 칼로리가 없으니 괜찮다고 하지만, 장기적으로는 장내 미생물 변화로 나쁜 영향을 미칠 수도 있다는 점은 주의가 필요하다.

또한 감미료는 단맛의 강도가 설탕보다 훨씬 강한 경우가 많다. 이로 인해 뇌의 보상 회로가 왜곡되고, 설탕보다 더 자극적인 단맛에 익숙해져 자연스러운 식이 조절 능력을 저하시킬 수 있다. 단맛을 더 강하게 원하게 되고 결국 단맛이 더 강한 음식을 많이 먹게 되는 것이다. 또한 제로 콜라를 선택해서 칼로리를 줄였으니 고칼로리 메뉴를 골라도 괜찮다는 보상 심리가 작용해 더블치즈버거와 감자튀김 라지 사이즈를 주문하기도 한다.

그뿐 아니라 에리스리톨이나 자일리톨 같은 당알코올 계열 감미료는 일부 사람들에게 복부 팽만이나 설사를 유발할 수 있다. 과도한 섭취 시 장내 가스가 늘어나고, 장내세균의 불균형을 초래한다.

심혈관계 질환과의 연관성을 제기한 연구들도 점점 늘고 있다. 특히 2023년 〈네이처 메디신Nature Medicine〉에서 발표한 연구에 따르면, 에리스리톨 혈중 농도가 높을수록 심근경색이나 뇌졸중 같은 심혈관계 질환의 위험이 2배에서 4배까지 증가한다.[14] 이 연구 하나로 모든 인과관계를 단정할 수는 없으나 혈당을 올리지 않는다는 이유만으로 감미료는 무조건 안전하다고 인식했던 흐름에 제동을 걸었다는 점은 분명하다.

가장 주목해야 할 사실은 대체 감미료의 사용이 폭발적으로 증가한 것은 최근 10~20년 사이의 일이라는 점이다. 이 말은 곧 장기적인 안전성에는 아직 충분한 근거가 축적되지 않았다는 의미이다. 표면적으로는 건강에 도움이 될 수 있지만 아무런 문제가 없다는 판단을 내리기에는 아직 이르다.

결국 핵심은 단맛을 완전히 제거하는 것이 아니라, 단맛에 대한 민감도를 회복시키고 의식적인 선택을 하는 것이다. 설탕이든 감미료든 단맛을 덜 먹을수록 우리 뇌는 자연의 단맛에도 만족하게 된다. 그런 몸으로 돌아가는 것, 그것이 진짜 '제로'의 의미가 아닐까.

 우리는 어릴 때부터 단맛에 길들여진다

요즘 어린아이들은 당에 너무 많이 노출되어 있다. 과거에는 달콤한 간식이 지금처럼 흔하지 않았다. 어쩌다 먹는 과자, 과일, 초콜릿, 사탕 정도였다. 그러나 지금은 음식이 전체적으로 달고 칼로리도 높은 편이다. 간식의 종류도 다양하고 달콤한 음료수도 많다. 어릴 때 형성된 입맛이 평생을 간다. 그리고 일생의 건강을 좌우한다. 부모가 아이의 식단에서 단 음식을 줄이고 건강한 입맛을 형성해 준다면 아이에게 훌륭한 자산을 남겨 주는 것과 다름없다. 어느 강연에서 이런 이야기를 했더니 누군가 질문을 했다.

"손자가 지금 세 살인데, 단 음식을 줄이라고 가르치기에는 너무 어린 나이 아닌가요?"

나는 이렇게 대답했다.

"너무 어린 나이가 아니라 딱 좋은 나이입니다. 지금 시작해야 합니다."

어릴 때부터 단맛에 길들여지면 성인이 되어서 건강에 어떤 영향을 미칠까? 이와 관련해 2024년 11월 〈사이언스^{Science}〉에 게재된 연구를 소개한다.[12] 출생 후 1000일 동안의 식습관, 특히 설탕 섭취가 성인기의 만성질환 발생 위험에 어떤 영향을 미치는지를 역사적으로 관찰한 것이다. 이 연구가 가능했던 것은 제2차 세계대전 당시 영국이 전 국민을 대상으로 배급제를 시행했기 때문이었다. 특히 설탕은 중요한 배급 대상으로, 전쟁 후에도 배급으로 공급되어 13년간이나 설탕 공급량이 제한되었다. 배급제 기간에는 1일 평균 40g의 설탕을 섭취했다면 배급제 종료 후에는 설탕 섭취량이 1일 약 80g으로 증가했다. 이때의 데이터를 바탕으로 생애 초기에 설탕 섭취가 제한되었던 집단과 그렇지 않았던 집단을 비교해 보았다.

그 결과, 생애 초기에 설탕 섭취가 제한되었던 집단은 성인이 되어서도 제2형 당뇨병의 발병 위험이 약 35%, 고혈압의 발병 위험이 약 20%로 낮았으며, 제2형 당뇨병의 발병 시점도 약 4년, 고혈압의 발병 시점도 약 2년 늦춰졌다. 이러한 보호 효과는 엄마 배 속에 있던 시절의 설탕 섭취 제한으로도 일정 부분 나타났으나, 생후 6개월 이후까지 설탕 섭취가 제한되었을 때 효과가 가장 두드러졌고 특히 이유식이 시작되는 시점 이후의 제한이 중요했다.

연구진은 생애 초기의 과도한 설탕 섭취가 성인의 대사 질환에 영향을 미치는 것은 물론, 단맛에 대한 평생의 선호를 형성함으로써 만성적인 당 섭취 증가로 이어질 수 있다고 강조했다.

이 연구는 특수한 환경을 활용했지만, 당시의 설탕 배급 수준이 오늘날의 WHO나 미국심장학회의 가이드라인과 비슷하다는 점에서 아동기와 임신기, 수유기의 설탕 섭취 제한이 매우 중요하다는 점을 시사한다.

단 음식을 아예 금지하는 건 현실적으로 어려운 일이다. 아이가 더 스트레스를 받을 수도 있으니 적절한 양과 빈도를 정하는 게 좋다. 젤리나 초콜릿처럼 정제된 설탕이 많이 든 음식보다 과일이나 고구마처럼 자연적인 단맛을 가진 음식을 간식으로 준다거나 식사 전에 다 같이 채소를 먹는 습관을 만드는 것도 좋은 방법이다. 단백질이나 섬유질이 풍부한 간식으로 포만감을 주는 방법도 추천한다.

아이들은 부모의 식습관을 관찰하고 따라 하기 때문에 부모가 먼저 식습관을 바꿔야 한다. 온 가족이 함께 노력하면서 지속적으로 건강한 음식을 접한다면 아이들은 점차 적응하게 된다.

2장

속도:
천천히 먹고
천천히 소화시켜라

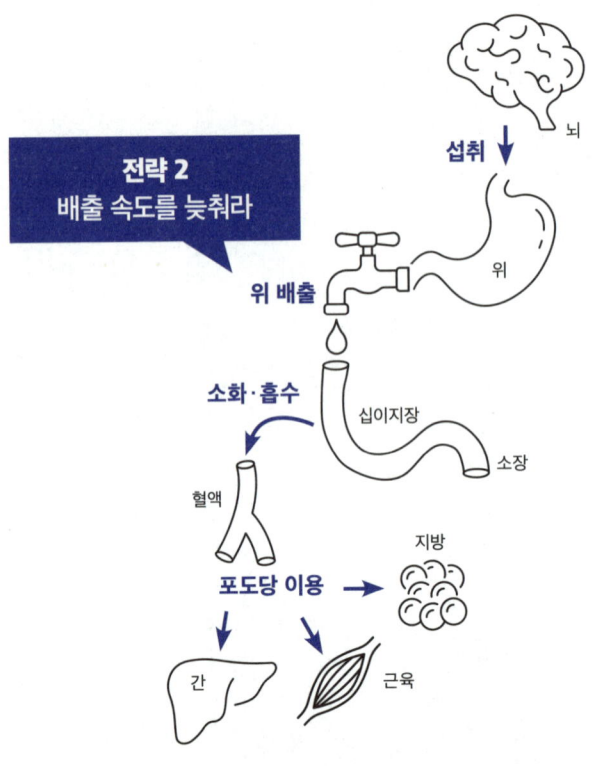

전략 2
음식물이 위에서 십이지장, 소장으로 내려가는 속도와
소화·흡수되는 속도를 최대한 늦추자.

조금씩 자주, 천천히 먹기

식후 혈당 조절이 너무 어렵다면 하루 섭취량을 정해 놓고 조금씩 자주 먹는 전략을 선택해 보자. 이 방법은 식후 고혈당에 의해 혈당 변동성이 큰 사람들에게 특히 도움이 된다. 한꺼번에 많은 양을 먹으면 혈당이 급상승하는 것을 막기가 어렵다. 하지만 같은 양의 음식을 소량씩 나누어 먹으면 혈당이 천천히 오르고 완만하게 유지된다. 같은 음식이라도 여러 번에 나누어 먹으면, 소장으로 들어가는 탄수화물의 양이 조절되면서 혈당 스파이크를 최소화할 수 있다. 영어 속담에 "Don't bite off more than you can chew"라는 말이 있다. "씹지도 못할 만큼 베어 물지 마라"라는 뜻이다. 우리 몸이 무리 없이 편하게 다룰 수 있는 만큼의 양을 섭취하는 것은 이토록 중요하다.

그리고 또 하나 중요한 것은 천천히 먹기다. 우리는 음식을 먹다가 언제 숟가락을 내려놓을까? 배가 부르고 잘 먹었다고 느껴질 때일 것이다. 위가 꽉 차서 더 이상 공간이 없다고 느껴지는 상태를 '물리적 포만감'이라고 한다. 음식을 먹고 배가 꽉 찬 느낌이 들거나 배가 너무 불러서 허리띠를 풀어야겠다거나 목까지 음식이 꽉 찬 느낌이 든다면 물리적으로 포만감을 느끼는 것이다.

이 상태는 음식의 부피와 밀접한 관련이 있다. 위가 음식으로 가득 차고 더 이상 먹을 수 없다는 신호를 뇌에 보내면 포만감을 느낀다. 그런데 물리적 포만감은 위가 팽창하는 것에 반응하기 때문에 부정확한 편이다. 음식을 빨리 먹을수록 더 그렇다. 허겁지겁 먹다가 더 이상 못 먹겠다는 포만감을 느꼈다면 그때는 이미 너무 많은 양의 음식을 섭취한 후다. 포만감을 느끼는 신호가 뇌에 전달되는 데 시간이 걸리기 때문이다. 그래서 음식을 빨리 먹으면 필요 이상으로 많이 먹게 된다. 당연히 살이 찐다.

물리적 포만감이 아닌 생화학적 포만감을 의식해야 한다. 생화학적 포만감은 음식이 소화되고 흡수되면서 느끼는 포만감이다. 음식을 먹으면 혈액에 포도당과 영양소가 흡수된다. 우리 몸이 충분히 에너지를 얻었다고 느끼면 뇌가 그만 먹으라는 신호를 보낸다. 이때 느끼는 포만감이 생화학적 포만감이다.

생화학적 포만감 역시 우리가 체감하기까지 시간이 걸린다.

사람마다 다르겠지만 음식이 소화되면서 뇌가 포만감을 인식하는 데 약 15~20분이 걸린다. 음식을 빨리 먹으면 포만감을 느끼는 신호가 뇌에 도달하기 전에 이미 너무 많이 먹은 상태가 된다. 반면 천천히 먹으면 비교적 적은 양으로도 포만감을 느낄 수 있다.

또 음식을 천천히 먹으면 위로 내려가는 음식의 양이 적어서 다시 위에서 십이지장과 소장으로 내려가는 음식의 양도 적다. 그에 따라 십이지장과 소장을 통해 흡수되는 탄수화물의 양이 줄어든다. 공장에서 컨베이어 벨트를 타고 오는 물건이 적당한 속도로 들어온다면 작업자가 처리하는 데 큰 무리가 없는 것과 같다. 즉, 음식이 천천히 들어오면 우리 몸이 잘 다룰 수 있다. 급격하게 인슐린을 분비할 수 없는 췌장을 가진 사람도 천천히 먹으면 탄수화물 흡수에 충분히 대응할 수 있다.

 천천히 먹는 법

① 한입에 적당한 양만 먹기

입안에 음식물이 너무 많이 들어오면 자신도 모르게 빨리 씹어서 삼켜 버린다. 조금씩 먹자. 그래서 음식을 많이 뜰 수 있는 숟가락 대신 젓가락으로 먹으라고 권하는 사람도 있다.

② 한입당 20번 이상 꼭꼭 씹어 먹기

음식을 씹는 횟수를 늘리면 식사 속도가 자연스럽게 느려지고 소화도 더 잘된다.

③ 식사 중간중간 쉬기

입안에 음식이 있을 때는 수저를 내려놓고 잠시 멈추자. 같이 먹는 사람과 대화를 나누는 것도 도움이 된다.

④ 식사에 집중하기

텔레비전이나 스마트폰에 집중하다 보면 자신도 모르게 식사 속도가 빨라진다. 음식에 집중하면서 맛과 식감을 음미해 보자.

탄수화물 흡수를 방해할 수 있을까?

우리 병원 연구팀에서 한 식품업체와 협업해 시리얼 바를 만든 적이 있다. 일반 시리얼과 식이섬유 강화 시리얼을 만들어 식후 혈당에 미치는 영향을 알아본 것이다. 일반 시리얼은 한 끼당 식이섬유가 2.9g에 불과했는데, 식이섬유 강화 시리얼은 현미, 통밀, 보리, 귀리 등을 넣어 14.7g의 식이섬유가 함유되도록 만들었다.

제2형 당뇨병 환자를 대상으로 연구해 보니 식이섬유 강화 시리얼 섭취 2시간 후 평균 혈당이 198.5mg/dL로, 일반 시리얼을 먹은 사람의 2시간 후 혈당인 245.9mg/dL에 비해 현저히 낮았다. 그러나 인슐린, 글루카곤, GLP-1, GIP 등 주요 장호르몬의 혈중 농도는 두 그룹 간에 차이가 없었다. 즉, 혈당 강하 효과는 호르몬 분비 변화 없이 발생했으며, 이는 식이섬유의 물리화학적 특성에 기인한 것으로 보인다.[15]

쉽게 설명하면, 식이섬유가 위 배출을 지연시키고 소화 속도를 저하시키는 역할을 했다는 것이다. 식이섬유는 마치 풀숲과도 같다. 당분을 포함한 나머지 영양소가 흡수되려면 이 풀숲을 헤치고 나아가야 한다. 길에 풀이 무성하면 자꾸 발이 설려서 앞으로 나아가기 힘든 것과 같은 원리다. 따라서 식이섬유가 많은 음식을 먹으면 흡수 속도에 영향을 받을 수밖에 없다. 혈당이 덜 오르게 된다. 또한 식이섬유(특히 수용성 식이섬유)는 점성이 있어서 콜레스테롤을 담즙산의 형태로 흡착해 대변으로 끌고 나갈 수도 있다.

먹는 순서를 바꾸는 것만으로도 효과가 있다

그렇다면 식이섬유가 물리적으로 식후 혈당을 덜 오르게 하는 것을 넘어, 장 호르몬 분비에도 영향을 주어 혈당을 조절할 방법은 없을까? 그때 웨이 프로틴$^{whey\ protein}$, 즉 유청 단백질이 식후 GLP-1 분비를 촉진시켜 혈당을 낮출 수 있다는 논문을 발견했다. 유청 단백질은 열량과 비용이 높다는 단점이 있어서, 우리는 대두 단백질을 첨가해 이 문제를 해결했다. 결과적으로 30g당 열량 73kcal, 단백질 10.7g, 식이섬유 12.7g을 함유한 시리얼 바가 만들어졌다. 이 시리얼 바라면 식전에도 섭취하기에 부담이 없을 것이다.

정상인과 제2형 당뇨병 환자를 모집해 식전에 먹는 그룹, 식후에 먹는 그룹으로 나누어 식후 혈당을 살펴보았다. 먹는 양은 같지만 섭취 순서만 다른 셈인데, 신기하게도 식전에 먹었을 때가 식후에 먹었을 때보다 식후 혈당이 낮았다.

즉, 단백질+식이섬유 바가 혈당 조절 호르몬 분비를 촉진하는 작용을 가지고 있다는 것을 알 수 있었다. 먹는 순서가 중요하다는 증거가 마련되는 순간이었다.[16]

비슷한 시기에 일본 교토대학의 야베 다이스케^{矢部大介} 교수도 비슷한 실험을 했다. 일본의 코스 요리인 가이세키 요리^{会席料理}는 여러 가지 음식이 순서대로 나온다. 전채 요리를 시작으로 맑은

국물, 회, 조림, 구이, 튀김, 찜, 초무침 등이 나오고 마지막에 밥이 나온다.

야베 교수는 밥이 마지막에 나온다는 점에 주목해 간단한 실험용 식단을 준비했다. 밥-생선, 생선-밥, 육류-밥의 순서로 식사하는 그룹을 만들어 식후 혈당을 살펴본 것이다. 그 결과 생선이나 육류를 먼저 먹은 그룹이 밥을 먼저 먹은 그룹에 비해 식후 혈당이 유의하게 낮았다. 특히 식후 GLP-1 분비가 더 높았고, 위에서 십이지장으로 음식물이 내려가는 속도가 현저히 느려졌다.[17] 우리의 실험과도 일맥상통하는 면이 있다.

이런 연구 결과를 통해 혈당 조절과 체중 관리를 위해서는 먹는 순서가 중요하다는 사실이 알려지게 되었다. 즉, 단백질이나 식이섬유를 먼저 먹고 탄수화물을 먹으면 식후 혈당이 덜 오른다. 식전에 단백질 파우더를 마셔도 도움이 된다. 다만 이 경우에는 추가 칼로리를 섭취하게 되니 칼로리 조절이 필요하다.

그런데 단백질과 식이섬유를 먹고 소화가 되기를 기다렸다가 탄수화물을 먹어야 할까? 물론 조금 기다렸다가 탄수화물을 먹으면 제일 좋다. 하지만 실생활에서는 어려울 수 있으니 순서만 지키고 바로 먹어도 큰 차이는 없다. 단백질을 먼저 먹느냐, 식이섬유를 먼저 먹느냐도 큰 차이가 없다. 둘 중 무엇이든 먼저 먹으면 된다. 중요한 건 탄수화물을 가장 마지막에 먹는 것이다.

이제 실제 식사에 적용해 보자.

✳ 한식을 먹는 경우

 반찬을 먼저 맛보고 천천히 밥을 먹는다.

 ✳ 떡볶이 같은 고탄수화물 음식을 먹는 경우

 먹기 전에 샐러드나 삶은 달걀을 먼저 먹는다.

 ✳ 카레나 국밥처럼 여러 재료가 섞인 음식을 먹는 경우

 채소나 고기를 건져 먹은 다음 밥과 섞어 먹는다.

 ✳ 코스로 구성된 양식을 먹는 경우

 보통 샐러드 같은 전채가 먼저 나오고 육류나 생선이 나온다. 이 순서대로 먹으면 문제가 없다. 다만 식전 빵만 조심하면 된다. 보통 배가 고파서 허겁지겁 빵부터 먹게 되는데, 조금 참았다가 전채 요리를 먹고 나서 빵을 먹는 게 좋다.

 ## 밥이 주연인 시대는 끝났다

 1980년대만 해도 식사의 중심은 밥이었다. 도시락을 싸면 70~80%가 밥이고 20~30%가 반찬으로, 대개 반찬은 짜고 감칠맛이 강한 종류였다. 젓갈류, 조림류, 무침류 같은 반찬을 떠올려 보자. 맛이 강해서 밥 두세 술은 훌훌 넘어간다. 오죽하면 게장 같은 반찬을 두고 밥도둑이라고 할까.

 시간이 흐르며 밥이 주연의 자리에서 내려오기 시작했다. 큰 밥그릇에 가득 담은 고봉밥의 시대에서 공깃밥의 시대로, 그리고 그 공기의 크기조차 점점 작아졌다. 그 대신 반찬이 요리의 수준으로 등극하기 시작했다. 특히 닭갈비, 해물찜, 삼겹살 구이 같은 외식 메뉴들이 그렇다. 어느새 요리를 먹으면서 밥을 곁들이는 형태의 식문화가 넓게 자리 잡았다. 이렇게 메인 요리를 주로 먹다 보니 밥을 다 먹지 않고 남기는 사람들이 점점 늘고 있다. 물론 반찬의 간이 너무 짜면 안 되지만 반찬을 주연으로, 밥을 조연으로 먹게 되면 혈당은 덜 오른다.

지금 여러분 앞에 밥과 반찬, 메인 요리, 빵, 면 등의 음식이 있다면 어떤 순서로 먹는 것이 건강에 좋을지 한번 생각해 보자. 같은 음식이라도 먹는 순서와 양에 따라 혈당에 미치는 영향은 천차만별로 달라질 수 있디.

 직장인 민지 씨가 건강하게 먹는 법

민지 씨는 먹는 순서를 바꾸는 것만으로도 건강해질 수 있다는 말을 듣고 직접 실천해 보기로 했다. '식사 전에 채소를 조금이라도 먼저 먹기'가 가장 쉬워 보여서 그것을 목표로 삼았다. 그런데 막상 시작해 보니 생각보다 쉽지 않다는 것을 깨달았다. 냉장고에 채소가 없거나 퇴근해서 지치고 배가 고플 때는 귀찮아서 은근

슬쩍 미루게 되기 때문이었다. 그래서 다음과 같은 방법을 고안해 냈다.

(1) 일요일에 준비해 두기

바쁜 직장인이 매일 장을 보기란 쉽지 않다. 일주일 동안 필요한 채소 양을 가늠해서 일요일에 장을 보고, 먹기 좋게 씻고 다듬어서 통에 담아 둔다. 선호하는 채소는 오이, 방울토마토, 양배추다. 손질이 쉽고, 씻어서 통에 넣어 둬도 쉽게 무르거나 변하지 않는다. 그냥 먹어도 맛있고 복잡하게 조리하지 않아도 된다. 간단한 소스만 있어도 충분하다. 냉장고를 열어서 바로 꺼내 먹으면 되니 금세 습관으로 자리 잡았다.

(2) 식사를 준비하는 동안 미리 채소 먹기

솔직히 식사를 차리고 나면 맛있는 음식, 좋아하는 반찬을 제일 먼저 먹고 싶지 샐러드나 나물 반찬을 먼저 먹고 싶지는 않다. 그래서 식사를 차리는 동안 일요일에 미리 준비해 둔 채소 통을 꺼내서 오이 몇 조각, 방울토마토 몇 개를 먹으면서 식사 준비를 한다. 허기도 달랠 수 있고, 식사할 때 좋아하는 음식을 바로 먹을 수도 있다.

이 2가지 방법만으로도 민지 씨의 하루 채소 섭취량이 꽤 늘었

> 다. 변비가 사라졌고, 퇴근 후에 배가 고파서 허겁지겁 저녁을 먹던 습관도 차차 사라졌다. 무엇보다 신기한 것은 그동안 어떤 방법을 써도 절대 빠지지 않던 체중이 2kg이나 빠진 것이다! 민지 씨는 아랫배와 허벅지가 한결 가벼워져서 무척 만족스럽다.

달콤한 간식은 언제 먹어야 할까?

원시인이 운 좋게 고구마를 하나 캐서 먹었다고 해 보자. 고구마는 복합 탄수화물이고 섬유질이 풍부해서 혈당이 빨리 올라가지 않는다. 반면 우리가 건강하다고 생각하는 과일 스무디에는 설탕이나 시럽이 많이 들어간다. 그래서 간식을 먹는다면 자연 상태 그대로의 음식이 가장 좋다. 자연 상태의 음식에는 단순당이 많지 않기 때문이다.

그중에서도 과일은 참 묘한 음식이다. 건강에 좋은 음식으로 분류되지만, 동시에 당뇨병 환자는 조심하라는 경고도 붙는다. 과일에는 비타민, 미네랄, 식이섬유, 항산화물질 같은 유익한 성분이 풍부하다는 사실은 누구나 안다. 하지만 당 함량도 결코 무시할 수 없다. 그래서 "과일은 먹지 말아야 하나요?"라는 질문에 대한 답은 "드세요" 혹은 "먹지 마세요"가 아니라 "이런 타이밍에 이 정도를 드세요"가 핵심이다.

연속혈당측정기가 보편화되면서 언제 과일을 먹는 게 좋을지에 대한 데이터가 많이 쌓이게 되었다. 제시 인차우스페의《글루코스 혁명》에는 연속혈당측정기를 사용한 수많은 사람들의 생생한 경험이 정리되어 있는데, 흥미로운 사실은 과일은 공복에 먹을 때보다 식후에 디저트로 소량 먹는 것이 혈당에 덜 영향을 준다는 것이다.

이유는 간단하다. 공복 상태에서 과일을 단독으로 먹으면 당분이 매우 빠르게 흡수된다. 특히 일부 과일에 들어 있는 과당과 포도당은 별다른 소화 과정 없이 거의 바로 흡수되어 혈당이 빠르게 솟구친다. 하지만 이미 식사를 한 상태에서는 위에 음식물이 들어 있어 과일의 당이 소화관에서 천천히 흡수된다. 음식물 덩어리 속에 묻혀서 흡수 속도가 지연되는 셈이다. 게다가 식사로 어느 정도 포만감을 느낀 상태이기 때문에 과일을 디저트처럼 한두 조각만 먹게 되는 자연스러운 절제 효과도 생긴다.

마찬가지로 케이크, 마카롱, 쿠키, 초콜릿 같은 달콤한 음식도 간식보다 후식으로 먹는 게 낫다. 식사와 식사 사이에 먹는 것보다 식사를 마치고 바로 먹는 게 낫다는 말이다. 코스 요리를 먹을 때를 생각해 보자. 맨 마지막에 디저트를 주는데, 이미 배가 부르기 때문에 많이 먹을 수 없다. 반면 식사와 식사 사이, 출출할 시간에 디저트를 먹으면 더 많이 먹게 된다. 혈당도 급격하게 올라간다. 밥을 먹자마자 케이크 한 조각을 다 먹는 건 부담되지만, 오후 4시쯤 출출한 시간에 아메리카노 한 잔에 케이크 한 조각쯤은 무리 없이 다 먹을 수 있지 않은가. 따라서 디저트를 먹는다면 식사 후에 먹는 게 적게 먹고 혈당도 덜 올리는 방법이다.

기분 전환으로 단것을 먹는 사람도 많다. 그러면 혈당이 빠르게 높아지면서 도파민 분비가 촉진되기 때문에 일시적으로는 기분이 좋아진다. 이 때문에 스트레스를 받거나 우울할 때 단것을 찾게 된다. 하지만 혈당 스파이크가 일어난 뒤 혈당이 빠르게 낮아지면 피로감과 불안, 우울 등이 몰려올 수 있다. 도파민 수치도 급격히 낮아지기 때문에 처음에 기분이 좋았던 것과 달리 더 우울해지거나 짜증이 날 수 있다.

이런 과정이 반복되면 다시 기분을 개선하기 위해 단것을 찾게 되고, 또다시 혈당 스파이크와 기분의 급락을 경험하게 된다. 이는 신체와 정신 모두에 스트레스를 주기 때문에 장기적으로는 오히려 부정적인 영향을 끼친다.

과일 주스가 좋지 않은 이유

모 방송사의 건강 프로그램에서 한 환자를 만났다. 최근 당뇨병을 진단받고 식이요법을 열심히 실행 중인 중년 여성이었는데, 아침에 사과, 당근, 양배추를 갈아서 한 잔 마시는 것으로 하루를 시작하는 습관이 있었다. 방송 촬영을 위해서 연속혈당측정기를 착용하고 혈당을 모니터링했다. 놀랍게도 건강 주스로 알려진 음료를 한 잔 마시고 나자 혈당이 240mg/dL까지 올라갔다. 환자도 이 결과를 보고 큰 충격을 받았다.

과일을 주스로 만들어 먹으면 소화·흡수에 아주 좋은 형태가 된다. 착즙 주스의 경우에는 건더기가 거의 없어서 위에서 씹이지 장으로 금세 흘러간다. 흡수되기 더욱 좋은 형태다. 믹서기로 갈면 걸쭉한 스무디가 되는데, 이것 역시 소화·흡수되기에 좋은 상태다. 마치 빨리 취하기 위해서 양주와 맥주를 섞어서 마시는 폭탄주처럼 '당 폭탄'이 된다. 당연히 혈당 스파이크를 일으킨다.

2013년 〈영국의사협회저널[BMJ]〉에 특정 과일의 섭취가 제2형 당뇨병 발병 위험에 미치는 영향을 분석한 연구 결과가 실렸다. 18만 명이 넘는 의료인이 참가했고 약 24년간 상태를 추적한 대규모 연구였다.[18] 연구에서는 블루베리, 포도와 건포도, 사과와 배, 바나나, 자몽, 말린 자두(프룬), 복숭아/자두/살구, 오렌지, 딸기, 멜론 총 10가지 과일의 섭취 빈도를 조사했다.

연구 결과, 12,198건의 당뇨병 발생이 확인되었고, 전체 과일 섭취량이 많을수록 제2형 당뇨병 위험이 소폭 감소했다. 정확하게 표현하면 과일을 매주 3회 추가 섭취할 때마다 당뇨병 발병 위험이 2% 줄어들었다.

* **과일별 당뇨병 위험 감소 효과**
- 블루베리: 26% 감소
- 포도, 건포도: 12% 감소
- 사과, 배: 7% 감소
- 바나나, 자몽: 5% 감소
- 복숭아, 자두, 살구, 오렌지, 딸기: 당뇨병 위험을 올리지도 내리지도 않음
- 멜론: 당뇨병 위험 10% 증가

그러나 과일 주스는 매주 3회 섭취 시 당뇨병 발병 위험을 8% 증가시켰다. 놀라운 것은 주스를 특정 과일로 대체했을 때는 이 위험을 낮출 수 있었다.•

이 연구 결과를 보면 과일은 전반적으로 당뇨병 위험을 소폭 감소시키지만 과일 종류에 따라 큰 차이를 보인다. 과일 주스는 오히려 당뇨병 위험을 증가시킬 수 있고 주스 대신 과일을 그대로 먹으면 위험을 피할 수 있다. 꼭 주스로 마셔야 한다면 너무 곱게 갈지 말고 건더기가 남도록, 즉 식이섬유의 형태가 남아 있

• 블루베리로 대체 시 33% 감소, 포도와 건포도는 19% 감소, 사과와 배는 14% 감소, 바나나는 13% 감소, 자몽은 12% 감소했다.

는 정도로 살짝 갈아서 먹는 것도 방법이다. 그러나 가장 좋은 건 과일을 그대로 먹는 것이다. 껍질째 먹으면 더 좋다. 식이섬유를 많이 섭취할 수 있어서 혈당이 덜 올라간다.

 혈당 스파이크를 일으키는 나쁜 아침 식사

아침 식사로 가장 나쁜 것은 '달콤한 것'으로 가득한 식사다. 잼을 듬뿍 바른 식빵, 크루아상, 시리얼, 프렌치토스트에 주스를 곁들인 식사 말이다. 먹기 편하고 맛있다는 이유로 많은 사람이 선호하는 식단이지만 아침 식사로는 가장 나쁘다. 공복에 먹는 첫 식사는 달지 않은 것으로 시작하는 것이 좋다.

그렇다면 무엇을 먹어야 할까? 식이섬유와 단백질을 더하고 탄수화물과 당은 조금 덜어 내야 한다. 토마토, 오이, 아보카도, 구운 채소를 곁들이고 달걀, 고기, 견과류, 두부, 그릭 요거트 등을 함께 먹어야 한다. 만약 간단하게라도 한식을 먹는 것을 좋아한다면 건강한 아침 식사를 할 확률이 높다. 다만 흰쌀 역시 혈당을 올리는 음식이므로 잡곡밥을 먹거나 식이섬유와 단백질이 있는 반찬을 신경 써서 먹는 것이 좋다.

3장

종류:
의외로 혈당을
올리는 음식들

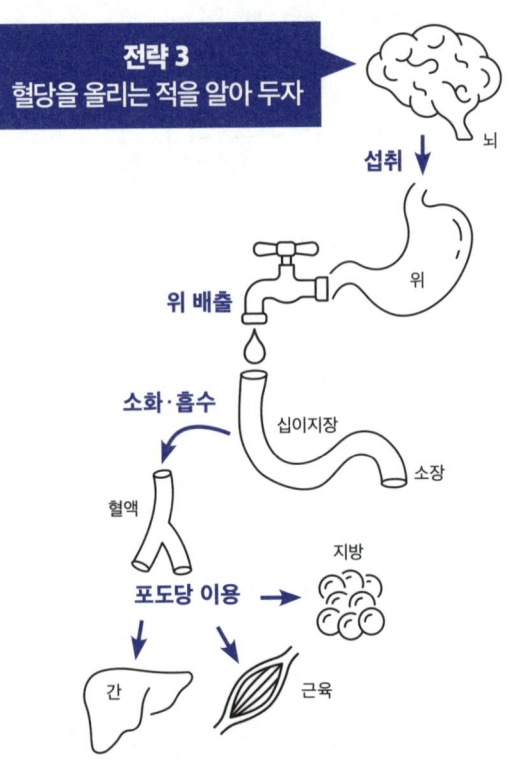

전략 3
혈당을 오르게 하는 음식물은 덜 먹고,
혈당 조절에 도움이 되는 음식을 많이 먹어라.

공허한 칼로리를 피하라

"저는 먹어도 먹어도 계속 배가 고파요."

이렇게 말하는 사람을 관찰해 보면 제대로 된 식사는 하지 않고 간식을 자주 먹는 경우가 많다. 군것질만 하는 것을 영어 표현으로는 소가 하루 종일 풀을 뜯는 것과 비슷하다고 해서 그레이징grazing이라고 부른다. 그레이징을 하는 사람 중 다수는 배가 고프다고 과자를 집어 먹고 탄산음료를 마신다. 그러면 순간적으로 포만감이 느껴지지만 금세 다시 허기가 진다. '공허한 칼로리empty calories'만 섭취하기 때문이다.

공허한 칼로리라고 해서 칼로리가 없다는 뜻으로 착각하는 경우가 있는데, 정확히 말하면 칼로리만 있고 단백질, 식이섬유, 미네랄, 비타민 등 다른 영양소가 거의, 또는 전혀 없는 것이다.

쉽게 말해 '빈 영양소'다. 대표적인 것으로 설탕이 많이 들어간 쿠키, 사탕, 탄산음료, 그리고 알코올 등이 있다. 이들은 칼로리 (에너지)만 높고 앞서 말한 영양소는 상대적으로 거의 없다.

공허한 칼로리에 해당하는 음식을 먹으면 포만감을 잘 느끼지 못한다. 몸은 필요한 영양소를 얻지 못했기 때문에 계속해서 더 많은 음식을 요구한다. 더 많이 먹게 되고, 살이 찐다. 살이 찌니 대사 질환의 위험도 커진다. 또한 공허한 칼로리를 가진 음식들은 혈당 스파이크를 일으키기 쉽다. 즉, 공허한 칼로리를 섭취하는 건 밑 빠진 독에 물 붓기와 같다. 일시적인 포만감이나 만족감을 느낄지는 모르나 금세 다시 허기를 느끼게 된다.

그러므로 공허한 칼로리를 섭취하지 말고 영양이 풍부한 식사를 충분히 하는 게 건강에도, 다이어트에도 훨씬 더 낫다. 단백질과 섬유질, 건강한 지방이 들어 있는 음식을 어느 정도 포만감을 느낄 정도로, 일정한 시간에 먹는 습관을 들인다면 간식은 생각도 나지 않는다.

술: 탄수화물과 당의 집합체

술은 대표적인 공허한 칼로리 음료다. 술 종류에 따라 다소 차이가 있지만, 대개 단백질, 지방, 비타민, 미네랄은 거의 없으면서 탄수화물과 당이 들어 있다. 특히 맥주는 한 캔당 약 12~15g의 탄수화물이 들어 있어서 '마시는 빵'이라고 불릴 정도다. 와인은 한 잔에 3~4g 정도의 탄수화물이 들어 있다.

"술만 마시면 괜찮지 않나요?"

사람들이 술에 대해 가장 착각하는 게 이것이다. 술은 액체이니 술만 마시면 살이 찌지 않는다고 생각하는 것이다. 그러나 술은 영양소만 없을 뿐 칼로리가 높고, 몸에서 쉽게 사라지지도 않는다.

실제로 술은 칼로리가 아주 높다. 알코올은 지방 다음으로 칼로리 밀도가 높아서 지방이 1g당 9kcal, 탄수화물은 4kcal인데, 술은 7kcal다. 맥주 한 캔(약 355ml)은 90~150kcal, 와인 한 잔은 100~120kcal, 증류수 한 샷(약 45ml)도 90~100kcal다. 그런데 주류는 칼로리나 영양 성분 표시 의무가 없기 때문에 이를 간과하기 쉽다.

간혹 와인은 몸에 좋다고 주장하면서 그 근거로 '프렌치 패러독스French Paradox'를 드는 사람들이 있다. 프렌치 패러독스란 프랑스인들이 포화지방이 많은 육류나 치즈 등을 많이 먹는데도 심혈관계 질환 발병률이 상대적으로 낮은 현상을 말한다. 그 이유 중 하나로 프랑스인들이 레드 와인을 즐겨 마신다는 게 자주 언급된다.

그러나 여기에는 복합적인 요인이 작용한다. 예를 들어 프랑스 사람들의 식단에는 포화지방도 있지만, 채소나 올리브유 같은 건강한 식재료가 풍부하다. 또 프랑스인들은 대체로 대화를 나누며 천천히 식사하는 습관이 있다. 와인을 마시더라도 1, 2잔을 2~3시간 동안 마신다. 반면 우리나라는 어떤가. 맥주에 소주를 섞어서, 짧은 시간에 많은 양을 급하게 마신다.

게다가 술은 다이어트에도, 혈당 조절에도 절대 좋지 않다. 우선 술을 마시면 안주까지 많이 먹게 된다. 술을 마시면 기름진 음식이 먹고 싶고, 반대로 기름진 음식을 먹으면 술이 생각난다. 오죽하면 '술로 연못을 이루고 고기로 숲을 이룬다'는 '주지육림酒池肉林'이라는 말이 있겠는가. 그러고는 집에 와서 또 라면까지 끓여 먹곤 한다. 술을 많이 마시면 간에서 알코올을 먼저 산화시키느라 지방 산화가 원활하게 일어나지 않아 지방간이 생길 수 있다.[19]

술을 마신 다음 날은 또 어떤가? 숙취에 시달리느라 아침에 운동하겠다는 결심은 흐지부지된다. 하루만 쉬자고 했지만 그때부터 쭉 안 가게 된다. 습관을 유지하려면 매일 루틴이 반복되어야 하는데 루틴이 깨지는 것이다. 그리고 해장한다는 핑계로 순댓국, 라면, 짬뽕, 햄버거 같은 고칼로리 음식을 찾는다. 이처럼 술 때문에 하루의 루틴이 깨지면 그 여파가 며칠은 간다.

그렇다면 안주는 먹지 않고 술만 마시면 어떨까? 탄수화물이 들어가지 않은 상태에서 술만 마시면 포도당 생성이 원활히 되지 않아 문제가 될 수 있다. 특히 인슐린을 맞는 당뇨병 환자 같은 특수한 상황에서는 심각한 저혈당이 생길 수 있으니 주의가 필요하다.

 애사비, 정말 효과가 있을까?

요즘 혈당 다이어트가 유행하면서 애플 사이다 비니거^{apple cider vinegar}, 줄여서 '애사비'가 큰 관심을 받고 있다. 매일 애사비를 마시면 혈당을 조절할 수 있고 체중 감량에도 도움이 된다는데 정말 그런지 궁금해하는 사람들이 많다.

애사비는 사과즙을 발효시켜 만든 것으로, 발효라는 생물학적 과정이 만들어 낸 유기산과 효소, 미량 영양소의 복합체다. 애사비의 주요 성분인 아세트산은 소화 효소 아밀레이스의 활성을 억제하는 것으로 알려져 있다. 이로 인해 전분의 분해 속도가 느려지고, 포도당으로의 전환이 지연되며, 결과적으로 식후 혈당 스파이크를 완화할 수 있다는 것이다.

이를 뒷받침하는 임상 연구도 있다. 제2형 당뇨병 환자에게 하루 30mL의 애사비를 8주간 섭취하게 했더니 공복 혈당과 당화혈색소, 저밀도 지단백 콜레스테롤 수치가 유의하게 감소했다는 것이다.[20] 2025년에 발표된 연구에서는 애사비가 공복 혈당을 평균 21.9mg/

dL, 당화혈색소를 1.53% 감소시키는 효과가 있다고 보고했다.[21]

체중 감소와 관련된 긍정적인 연구 결과 또한 존재한다. 연구 시작점 대비 체중이 5~7kg 정도 감소했고, 체질량지수·허리둘레·체지방률도 감소했으며 혈중 중성지방과 총콜레스테롤 수치도 개선되었다.[22]

그러나 이 연구들은 모두 소규모이고 단기간 연구를 바탕으로 해 확증적인 증거를 제시했다고는 보기 어려운 한계가 있다. 즉, 향후 대규모의 장기간에 걸친 연구 결과가 있어야 애사비의 효과와 안전성을 확실히 이야기할 수 있을 것이다.

그런데 애사비는 식초의 일종이므로 식초가 가지는 위험성을 염두에 두어야 한다. 애사비는 pH 2.5 내외의 강한 산성을 지니고 있어 반복적으로 섭취하거나 희석하지 않고 마시면 치아 법랑질이 손상될 수 있다. 실제로 식초류 음료를 자주 마시는 사람들에서 치아 부식 및 감각 과민증이 관찰된 바 있다.

애사비를 먹겠다면 하루에 1~2작은술을 물에 충분히 희석해 식후에 섭취하고, 치아 보호를 위해 빨대를 사용하거나 섭취 후 물로 입을 헹구는 것이 바람직하다.

위장관 자극 또한 흔한 문제다. 공복에 애사비를 섭취하면 속쓰림이나 위염을 유발할 수 있으며, 특히 역류성 식도염 환자는 증상이 악화될 수 있다. 즉, 눈에 띄는 효과를 기대하며 많은 용량을 희석하지 않은 채 섭취하는 것은 위험하니 주의를 기울일 필요가 있다.

의외로 혈당을 높이는 음식 3가지

(1) 무가당 음료, 무가당 요거트

슈퍼마켓이나 카페에서 '무가당'이라고 쓰여 있는 제품을 보면 당연히 당분이 없다고 생각하기 쉽다. 하지만 무가당은 설탕이나 과당을 따로 첨가하지 않았다는 뜻이지, 당분이 아예 없다는 말은 아니다.

예를 들어, 과일이 들어간 무가당 요거트는 과일 자체에 포함된 당이 그대로 남아 있다. 그래서 "교수님, 무가당 과일 주스를 마시고 혈당 수치가 200을 넘었어요!"라고 깜짝 놀라는 환자를 여럿 보았다. 무가당 아몬드 음료나 두유도 곡물이나 견과류에서 나온 천연 당이 소량 들어 있다. 음료수 용기에 표시된 영양성분표를 미리 살펴보는 게 가장 좋다.

(2) 우유

많은 사람이 "우유는 달지 않잖아요"라고 말하지만 이 말에도 오해가 있다. 집에서 요거트를 만들어 보면 단맛이 나지 않던 우유에서 새콤달콤한 맛이 난다. 우유에 당분이 있다는 뜻이다. 우유에는 유당lactose이라는 이당류가 들어 있다. 유당 자체는 단맛이 거의 없지만, 소화 과정에서 포도당과 갈락토스로 분해되면서 혈당을 높일 수 있다.

(3) 외식

같은 메뉴여도 밖에서 사 먹는 음식은 혈당이 더 높아진다. 사실 연속혈당측정기를 써 보기 전에는 체감하기 어려운 영역이다. 답은 의외로 간단하다. 대부분의 외식 메뉴는 집밥보다 더 많은 양의 설탕과 당을 사용한다. 음식에 감칠맛을 내고, 손님에게 더 강한 만족감을 주기 위해 설탕이나 조청, 물엿, 시럽이 생각보다 많이 들어간다. 심지어 맵고 짠 음식이라고 느껴도 소스나 양념 속에 당분이 숨어 있는 경우가 많다.

더불어 외식은 1회 제공량 자체가 크고, 돈을 내고 사 먹는다는 생각에 잘 남기지 않고 다 섭취하기 때문에 혈당이 많이 오르도록 하는 경향이 있다.

최근 한 헬스케어 앱에서 혈당 반응에 대한 통계를 분석한 결과, 혈당을 급격히 올리는 음식은 주로 흰쌀, 밀가루, 전분 등 정제된 탄수화물이 많이 들어간 김밥, 짜장면, 떡볶이 같은 분식류와 덮밥, 그리고 라면, 국수 등 면이 중심인 식사류였다. 또한 달고 짠 양념이나 튀기고 볶는 요리법이 더해질수록 혈당 상승 폭이 커지는 경향이 나타났다. 이런 음식은 대부분 우리가 좋아하는 외식 메뉴다.

하지만 "외식하지 마세요. 집밥 위주로 드세요"라고 말하기 어려운 현실이다. 다만 외식의 경우, 집밥에 비해 건강에 좋지 않은 부분이 있다는 것을 의식한다면 조금 더 건강한 식생활이 될 것이다.

혈당을 올리는 음식 순위 •

1	김밥	평균 혈당 66.5 상승 ⇧
2	삶은 고구마	평균 혈당 66.2 상승 ⇧
3	짜장면	평균 혈당 65.9 상승 ⇧
4	제육덮밥	평균 혈당 65.7 상승 ⇧
5	어묵볶음	평균 혈당 65.6 상승 ⇧
6	카레라이스	평균 혈당 65.5 상승 ⇧
7	쌀국수	평균 혈당 64.8 상승 ⇧
8	잔치국수	평균 혈당 64.5 상승 ⇧
9	라면	평균 혈당 64.4 상승 ⇧
10	메밀국수	평균 혈당 64.2 상승 ⇧
11	잡채	평균 혈당 63.7 상승 ⇧
12	부대찌개	평균 혈당 63.4 상승 ⇧
13	떡볶이	평균 혈당 63.3 상승 ⇧
14	메추리알장조림	평균 혈당 63.0 상승 ⇧
15	탕수육	평균 혈당 62.9 상승 ⇧
16	짬뽕	평균 혈당 62.6 상승 ⇧
17	물냉면	평균 혈당 61.7 상승 ⇧
18	찜닭	평균 혈당 61.6 상승 ⇧
19	순대	평균 혈당 60.6 상승 ⇧
20	비빔밥	평균 혈당 60.3 상승 ⇧
21	우동	평균 혈당 60.2 상승 ⇧
22	막국수	평균 혈당 60.1 상승 ⇧
	옥수수	평균 혈당 60.1 상승 ⇧
	제육볶음	평균 혈당 60.1 상승 ⇧
25	모둠초밥	평균 혈당 59.6 상승 ⇧

• 헬스케어 앱 파스타(PASTA)에서 발표한 것으로 2024년 2월부터 2025년 1월까지 앱 사용자들이 올린 식후 혈당 데이터를 기반으로 정리한 자료다.

✅ 무심코 먹지만 가장 위험한 과일

(1) 말린 과일

　가을, 겨울이 되면 혈당이 대폭 상승해서 내원하는 환자들이 많다. 그렇게 혈당이 오르는 원인 중 하나가 곶감이다. 알다시피 곶감은 감을 말린 것인데 감에 있던 당분은 어디 가지 않고 그대로 남은 채 수분만 빠진다. 수분이 빠진 만큼 당분과 열량은 더 농축되고, 섭취량은 훨씬 늘어난다. 게다가 감은 하나 먹으면 배가 부르지만 곶감은 하나 먹어서는 배가 안 찬다.

　건포도를 생각해 보자. 포도 한 송이를 먹는 건 쉽지 않지만 건포도는 한 줌을 입에 털어 넣으면 그만이다. 그러나 포도 100g은 열량이 약 60kcal, 당분은 15g 정도다. 그런데 건포도 100g은 열량이 300kcal, 당분이 60~70g에 달한다. 당분이 4~5배나 농축되어 있다는 뜻이다. 그렇기에 말린 과일은 먹더라도 소량 섭취하고 가급적이면 원래 형태의 과일을 먹는 것이 낫다.

　더군다나 시중에 유통되는 대부분의 말린 과일은 원재료만으로는 단맛이 충분하지 않아, 설탕이나 시럽을 첨가하는 경우가 대다수다. '코팅된 건조 과일', '설탕 함유'라는 표시가 붙는 제품들이다.

　말린 과일이 더 위험한 이유는 '건강식'이라는 이미지 때문이다. 설탕, 밀가루, 기름이 들어간 간식 대신 말린 과일을 먹었다는 자기 위안이 섭취량을 더 늘리기도 한다. 오트밀, 그래놀라, 견과류 바 등 건강식으로 알려진 간편식 안에도 말린 과일이 적지 않게 들어간다. 건강한 재료들 사이에 있어서 눈에 띄지 않을 뿐, 혈당과 칼로리에는 영향을 준다.

물론 말린 과일이 무조건 나쁜 음식이라는 말은 아니다. 양을 적절히 조절하고, 식사 대용으로 먹거나 다른 영양소와 균형 있게 먹는다면 건강식으로 잘 활용할 수도 있다. 하지만 혈당 변동이 큰 사람, 특히 당뇨병 환자나 당뇨병 전단계에 있는 사람이라면 말린 과일의 당분 농축 효과를 반드시 인식하고 조심해야 한다.

(2) 잘 익은 바나나

연속혈당측정기를 사용하면서 가장 흥미로운 교훈을 준 과일은 바로 바나나다. 똑같은 바나나인데, 껍질 색깔만 조금 바뀌었을 뿐인데, 혈당 반응이 이렇게까지 다를 수 있다는 사실은 예상조차 하지 못했다. 처음에는 단순한 호기심에서 시작했다.

"연한 노란 바나나와 진한 노란 바나나, 갈색 반점이 있는 바나나는 혈당 반응이 다를까?"

바나나는 겉으로 보기에는 그저 천천히 익어 가는 하나의 과일일 뿐이다. 껍질 속의 내용물은 같다고 생각하기 쉽다. 하지만 연속혈당측정기로 식후 반응을 관찰해 보면 숙성도에 따라 혈당이 천차만별로 달라진다.

껍질이 녹색을 띠는 덜 익은 바나나는 저항성 전분[resistant starch]이 풍부하다. 이 전분은 소장에서 잘 흡수되지 않고 대장까지 내려가 천천히 소화되기 때문에 혈당을 천천히 올린다. 하지만 시간이 지나며 바나나가 노랗게 익고, 껍질에 갈색 점이 생기기 시작하면 전분이 당분으로 변해 간다. 단맛이 없는 전분이 단맛이 나는 이 당류 혹은 단당류로 변하는 것이다. 단맛이 강해질수록, 즉 당 성분(특히 포도당과 과당)이 많아질수록 혈당 반응도 더 빠르고 크게 나타난다.

그럼, 바나나가 익을수록 당분이 많아지는 걸까? 그럴 리는 없다. 바나나의 탄수화물 양은 똑같이 정해져 있는데 당분이 어디서 들어오겠는가. 하나의 바나나에 들어 있는 당분은 일정하다. 하지만 우리 몸에 소화·흡수되는 양상이 달라진다.

같은 과일, 같은 무게, 같은 재료인데, 시간이라는 변수 하나만으로 혈당 반응이 달라진다는 사실은 놀라운 발견이다. 결국 중요한 건 음식을 단순하게 판단하지 않는 것이다. 바나나는 우리가 잘 아는 과일이지만 상태에 따라 혈당지수를 바꾸고, 결국 건강에 미치는 영향도 달라진다는 사실을 알게 되면 음식에 대한 정교한 감각이 생기는 것은 물론, 내 몸의 반응에도 관심을 기울일 수 있다.

그럼 무엇을 먹어야 할까

건강한 식사를 위한 첫걸음은 의외로 단순하다. 바로 '재료가 눈에 보이는 음식'을 선택하는 것이다. 우리가 먹는 음식이 건강한지 아닌지 판단하는 가장 쉬운 기준은 그 음식이 어떤 재료로 만들어졌는지를 눈으로 보고 짐작할 수 있느냐다. 재료가 보인다는 건 그만큼 덜 가공했고, 자연 그대로의 식재료를 사용했을 가능성이 높다는 뜻이다. 자연식은 대체로 식품첨가물이 적고, 우리가 기대하는 영양소를 있는 그대로 담고 있다.

예전에 《인간이 만든 위대한 속임수 식품첨가물》이라는 책을 읽은 적이 있다. 이 책의 저자 아베 쓰카사는 식품첨가물을 넣은 가공식품을 개발하는 회사에 근무했다. 특히 그가 개발을 주도한 미트볼 상품은 인기가 매우 많았는데, 실은 달걀을 다 낳고 폐계가 된 닭의 질긴 고기를 부드럽게 만들기 위해 수많은 첨가물을 넣은 것이었다. 그런데 오랜만에 가족과 함께 식사하던 날, 그 제품을 자신의 어린 딸이 먹고 있다는 사실을 발견하게 된다. 제품에 들어간 첨가물 목록이 떠올라 다급하게 음식을 빼앗은 후 자신이 해 온 일의 의미를 뒤늦게 깨닫고 내부 고발자가 되어 책을 썼다고 한다.

물론 모든 가공식품이 문제라고 단정할 수는 없다. 하지만 원재료의 형태가 사라진 음식일수록 사람들을 속이기 쉬운 구조라는 점은 분명하다. 질이 낮은 재료를 감추기 위해 색소, 향미제, 방부제 같은 다양한 첨가물을 넣는 일이 흔하기 때문이다. 그래서 동그랑땡이나 소시지, 햄버거 패티 같은 가공식품보다는 생고기나 신선한 생선, 채소, 과일처럼 원재료의 형태가 뚜렷이 남아 있는 음식이 건강에 좋다.

나 역시 병원 구내식당에서 식사할 때는 재료가 뭔지 잘 보이지 않는 음식은 아예 접시 위에 올리지 않는다. 혹여 불가피하게 먹어야 할 상황이라면 양을 최소한으로 줄인다. 매번 음식 속 영양소를 분석하며 먹는 건 현실적으로 어렵지만 재료가 보이는 음식을 중심으로 선택하는 건 비교적 실천하기 쉬운 기준이다.

물론 현실은 언제나 이상적이지만은 않다. 시간과 비용의 제약 때문에 가공식품을 완전히 피하기는 어렵다. 그럴 때는 성분표를 꼼꼼히 살펴보는 습관이 필요하다. 식이 관련 전문가들은 원재료명이 짧고, 5가지 이내의 재료로 구성되어 있으며, 식품첨가물보다 자연 재료가 먼저 나열된 제품이라면 상대적으로 믿을 수 있는 선택이라고 강조한다.

결국 중요한 건 '투명성'이다. 보이는 것이 곧 믿을 수 있는 것이며, 이는 건강한 식습관의 출발점이다. 지금 당신이 먹고 있는 음식의 원재료가 한눈에 보이는지 확인하는 습관을 들이면 밥상은 한층 건강해질 수 있다.

당신의 밥상에 다양한 색을 더해라

또 한 가지 강조하고 싶은 것은 "총천연색 밥상을 차리라"는 것이다. 총천연색이라는 것은 재료를 1~2개만 쓰지 않고 여러 종류를 사용한다는 것을 말한다.

미국심장학회American Heart Association에서는 "더 많은 색깔의 식품을 섭취하라Eat More Color"라는 캠페인을 통해 다양한 색상의 과일과 채소를 먹도록 장려했다. 일상적인 식단에 다양한 색깔의 과일과 채소를 더하라고 권장하는 것이다.

각각의 색깔은 특정 비타민, 미네랄, 항산화제 등 다양한 영양소와 관련이 있다. 자연에서 다양한 색깔은 각각 다른 영양소를 나타내기 때문이다. 그래서 다양한 색의 식품을 먹을수록 다양한 영양소를 섭취할 가능성이 크다.

육류에만 단백질이 있다고 생각하기 쉽지만 그렇지 않다. 육류에 단백질이 풍부한 건 사실이지만 콩류나 채소에도 단백질이 들어 있다. 육류를 먹지 않는 채식주의자 보디빌더들이 고기를 먹지 않고도 근육을 키울 수 있는 이유다.

우리가 흔히 먹는 쌀에도 단백질이 들어 있다. 다만 흰쌀은 도정을 한다는 게 문제다. 도정률이 높을수록 단백질과 식이섬유는 제거되고 순수한 탄수화물만 남는다. 그래서 흰쌀보다 현미가 단백질 함량이 더 높다.

우리 몸에서 단백질을 합성해 근육을 만들려면 아미노산이 필요하다. 우리 몸은 총 20가지 아미노산이 필요한데, 그중 9가지는 필수아미노산으로 반드시 음식을 통해 섭취해야 한다. 9가지 필수아미노산은 동물성 단백질에서도 얻을 수 있지만 식물성 단백질에서도 얻을 수 있다. 나머지 11가지 아미노산은 우리 몸에서 직접 만들어 낼 수 있다.

그렇다고 육류를 먹지 말라는 말이 아니다. 식품을 총천연색으로 먹으면 섭취하지 못하는 영양소가 거의 없다는 걸 강조하고 싶다. 골고루 먹으면 우리 몸에 모자람이 없을 것이다.

이제 '총천연색'이라는 원칙을 우리 밥상에 적용해 보자. 라면을 끓이더라도 라면만 끓이지 말고, 파와 콩나물을 넣고 노란 달걀을 탁 깨뜨려 넣어 보자. 훨씬 더 먹음직스러워 보이고 영양학적으로도 보완이 된다. 치킨을 먹는다면 샐러드를 추가해 보자. 병아리콩의 노란색에 토마토의 붉은색, 양상추의 녹색을 섞어 주면 훨씬 보기도 좋고 영양소의 균형도 좋아진다. 여기에 올리브유를 뿌려 주면 몸에 좋은 단일불포화지방산이 더해져 금상첨화다.

4장

운동:
네, 결국은 운동입니다

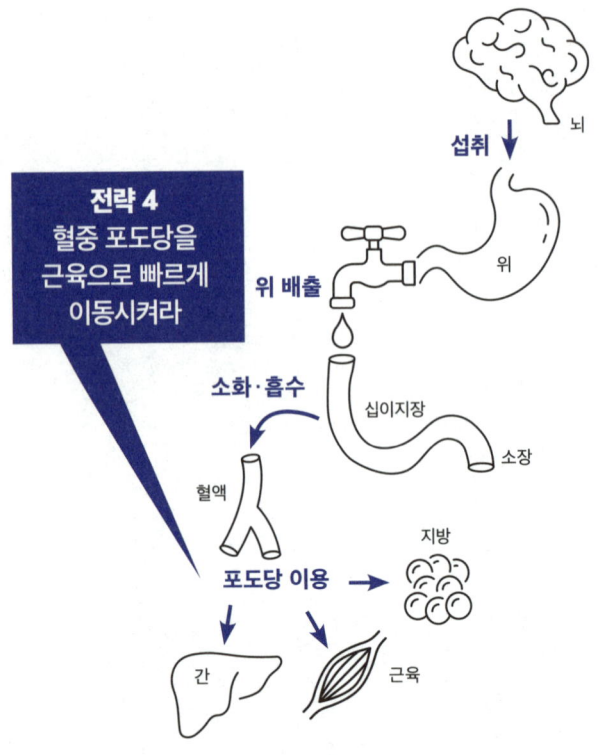

전략 4
혈중 포도당을
조직 장기, 특히 근육으로 이동시켜라.

운동으로 혈당을 조절하는 원리

"운동을 하면 혈당을 낮출 수 있다"라는 사실은 이제 대부분의 사람에게 알려져 있다. 그런데 그 원리는 생각보다 너 명확하고, 더 흥미롭다. 단지 '몸을 움직이니까 에너지를 쓰겠지'라는 수준을 넘어, 세포 내에서 어떤 일이 벌어지는지를 들여다보면 운동이 혈당과 대사를 조절하는 가장 강력한 수단 중 하나라는 것을 이해할 수 있다.

운동을 시작하면 우리 몸은 가장 먼저 근육 안에 저장되어 있던 ATP를 사용한다. ATP는 에너지의 화폐와도 비슷한, 즉각적으로 사용 가능한 에너지원이다. ATP가 있어야 우리 몸의 생명 현상을 영위하는 신진대사를 유지하고 근육을 움직일 수 있다. 하지만 ATP는 저장량이 매우 적기 때문에 몇 초 안에 고갈

된다. 따라서 지속적으로 생산해서 보충해야 한다. 이 과정에서 가장 중요한 것이 포도당이다.

100미터 달리기를 전력으로 뛰는 경우를 생각해 보자. 저장된 ATP가 고갈되기 전에 신속히 ATP를 보충해야 한다. 가장 빠르게 ATP를 만들기 위해서는 포도당을 해당과정을 통해 분해한다. 이 과정은 산소가 없어도 진행되므로 이를 무산소성 해당과정$^{anaerobic\ glycolysis}$이라고 한다. 이 경로는 빠른 속도로 ATP를 만들 수는 있지만, 효율이 떨어지고 젖산^{lactate}이 축적되기 때문에 오랫동안 지속하기는 어렵다. 순간적으로 에너지가 필요한 경우에는 보조배터리도 활용하는데 크레아틴 인산이 여기에 해당한다. 그러나 크레아틴 인산도 금방 고갈된다.

100미터 달리기는 대개 20초 이내에 끝나지만 조깅같이 강도가 상대적으로 약하고 오랫동안 지속하는 운동은 시간에 따라 에너지원 활용 방식도 바뀐다. 개인의 운동 능력과 훈련 정도 등에 따라 달라지지만 대략 정리하면 다음과 같다.

(1) 0~2분

100미터 달리기와 마찬가지로 저장된 ATP와 크레아틴 인산을 첫 10초 정도에 소모하고, 무산소성 해당과정을 통해 ATP를 생산한다.

(2) 2~20분

무산소성 해당과정을 지속하면서, 산화적 인산화$^{\text{oxidative phosphorylation}}$ 과정을 통한 ATP 생성이 시작된다. 이는 포도당을 미토콘드리아에서 산소를 이용해 완전히 태워 ATP를 생산하는 유산소 대사$^{\text{aerobic metabolism}}$에 해당한다. ATP 생산 속도는 느리지만 효율은 매우 높아 많은 양의 ATP를 만들고, 오랫동안 운동을 지속할 수 있게 한다.

(3) 20분 이상

20분이 넘어설 즈음에는 포도당만으로 필요한 ATP를 생산하는 데 한계에 다다른다. 이때 포도당의 대체 에너지로 지방을 태우기 시작한다. 참 야속하지 않은가? 20분이나 달리기를 해야 본격적으로 지방을 태우기 시작한다니. 우리 몸은 노력해야 성과가 나도록 설계되어 있다.

근육이 포도당을 사용할 때의 핵심은 포도당이 세포 안으로 들어가는 방식이다. 평소에는 인슐린이 세포막의 문을 열어 주는 열쇠 역할을 해서 포도당이 세포 안으로 들어오게 된다. 하지만 운동을 시작하면 상황이 달라진다. 운동 중에는 인슐린이 없어도 포도당이 근육세포 안으로 들어갈 수 있는 길이 열린다. 이때 작동하는 것이 바로 인슐린 비의존적 포도당 흡수$^{\text{insulin-}}$

independent glucose uptake 경로다.*

이 작동 원리는 응급 상황에 빠르게 대처하는 시스템과 유사하다. 불이 나면 소방관은 문이 열릴 때까지 기다리는 게 아니라 문을 부수고 들어간다. 이처럼 운동 중에는 인슐린을 기다리지 않고 포도당이 즉시 세포에 들어갈 수 있게 설계되어 있다.

이 메커니즘은 단지 운동 중에만 작동하는 게 아니다. 운동이 반복되면 인슐린 없이 포도당을 쓰는 능력이 강화되고, 인슐린 감수성도 자연스럽게 향상된다. 인슐린 감수성이 좋아지면 같은 양의 인슐린으로 더 많은 포도당을 처리할 수 있어 혈당이 훨씬 안정적으로 조절된다. 이것이 당뇨병 예방과 혈당 조절의 핵심이다.

게다가 운동을 통해 포도당을 일정량 소비하고 나면, 우리 몸은 다음 연료로 지방산을 사용하기 시작한다. 특히 내장 지방이 분해되어 에너지로 사용되면 체지방이 줄어든다. 그래서 체중 관리에도 도움이 되는 것이다.

즉, 혈당과 체중이라는 2가지 목표를 동시에 겨냥할 수 있는

---

* 대표적인 경로가 AMPK(AMP-activated protein kinase)다. ATP는 에너지원으로 사용되고 나면 ADP가 되고, 이것은 다시 AMP가 된다. 운동 중에 에너지 고갈로 인해 세포 내에 AMP가 증가하는데, 이로 인해 AMPK가 활성화된다. AMPK는 GLUT4를 세포막으로 이동시켜 포도당을 받아들인다.
또 다른 경로는 CaMK(Ca^{2+}/calmodulin-dependent protein kinase)이며, 운동 중 칼슘 농도 증가에 따라 GLUT4 이동을 유도해 세포에 포도당이 들어올 수 있게 한다.

매우 효율적인 전략이 바로 운동이다. 운동은 당장의 혈당만 낮추는 것이 아니라 포도당 처리 능력 자체를 바꾸고, 인슐린에 대한 반응성을 회복시키며, 장기적으로 대사 건강 전반을 개선해 준다.

5분 걷기라도 일단 시작하자

"무슨 운동이 혈당에 좋아요?"
진료실에서 수없이 많이 받는 질문 중 하나다. 그럴 때 나는 잠시 미소를 짓고는 이렇게 답한다.
"운동은 '어떤 운동을 하느냐'의 문제가 아니라 '하느냐, 안 하느냐'의 문제입니다."
이 말은 내가 수년간 환자들을 지켜보며 체득한 진실이다. 어떤 운동을 하는 것이 좋을지 고민하며 시간을 보내는 사이, 정작 한 걸음도 떼지 못하는 사람들이 너무 많다. 운동화를 고르고, 헬스장을 검색하고, 요가와 필라테스를 비교하다가 결국 아무것도 시작하지 못한 채 하루가 지나간다. 그래서 나는 힘주어 말한다.
"일단 시작하세요."
누군가에게는 식사 후 5분 걷기가, 누군가에게는 종일 앉아 있는 의자에서 10번 일어나는 것이 운동의 시작일 수 있다. 그렇게 시작한 작은 움직임이 쌓이면 어느 순간 몸이 달라지고, 혈당이 안정되며, 나도 할 수 있다는 자신감이 자라난다. 이것이 바로 변화의 출발점이며 심리학자 앨버트 밴듀라$^{Albert\ Bandura}$가 말한 자기효능감$^{self-efficacy}$이다.

그런데 정말 식후 짧은 산책으로도 혈당이 떨어질까? 답을 먼저 말한다면, 떨어진다. 분명 효과가 있다. 2013년 미국 조지 워싱턴 대학에서 한 연구를 실행했다.[23] 당뇨병 전단계에 해당하지만 약은 복용하지 않고 평소 운동을 거의 하지 않는 사람들을 대상으로, 강도는 비슷하지만 시간을 다르게 해서 운동을 하도록 했다.

① 아침에 45분 걷기
② 오후 늦게 45분 걷기
③ 식후 30분마다 15분씩 하루에 3번 걷기

결과는 어땠을까? 아예 걷지 않는 것보다 아침이나 오후에 몰아서 걷는 것이 혈당을 낮추는 데 효과가 있었다. 하지만 가장 효과가 좋은 것은 식후 30분마다 15분씩 3번을 걷는 방식이었다. 단 15분 만으로도 충분히 효과가 있었다.

보통 운동을 시작하면 30분에서 1시간은 해야 한다고 생각한다. 운동을 전혀 하지 않았던 사람에게는 부담스러울 수 있다. 그러나 운동은 이자처럼 적지만 꾸준히 쌓인다. 하루 10분씩 걷기, 엘리베이터 대신 계단 오르기, 텔레비전 보면서 간단하게 스트레칭하기. 이렇게 접근하면 일상에서도 신체 활동이 조금씩 늘어난다. 이 모든 것이 혈당을 낮추고, 인슐린 감수성을 높이며, 체지방을 줄이는 데 실제로 도움을 준다.

중요한 건 처음부터 완벽하게 시작하려고 하지 않는 것이다. 운동의 종류는 그다음에 고민해도 늦지 않다. 지속가능성은 일단 몸을 움직여 본 뒤에 차차 생각해도 된다는 말이다. 운동은 과학이기도 하지만, 무엇보다 습관이고 리듬이다. 그 리듬은 생각이 아니라 실행에서 만들어진다.

물만 마셔도 살이 찐다?

"나는 물만 마셔도 살찐다"라고 말하는 사람이 종종 있다. 정말 그럴까? 진료실에서 이렇게 말하는 사람이 하도 많아서 나는 농담 삼아 2가지 이론을 만들었다. 첫째는 마시는 물 속에 플랑크톤이 풍부해서 마치 살진 물고기처럼 살이 찐다는 이론이고, 둘째는 몸속에 엽록소가 있어서 물과 태양을 통해 광합성을 해 에너지를 비축한다는 이론이다. 둘 다 말이 안 되는 이론이다. 즉, 그럴 리 없다는 말이다.

그렇다면 "가장 살찌기 쉬운 사람은 누구인가요?"라는 질문으로 바꿔 보자. 여기에는 자신 있게 답할 수 있다.

"살을 많이 뺀 사람입니다."

그 이유는 미국의 리얼리티 TV 프로그램 〈도전 팻 제로The Biggest Loser〉를 통해 설명할 수 있다. 이 프로그램은 비만이나 과체중인 참가자들이 체중 감량을 통해 상금을 획득하는 형식의 쇼다. 참가자들은 체중을 재는 것으로 시작해 전문 트레이너들의 지도로 운동과 식이요법을 병행하며 체중 감량에 도전한다. 최종적으로 가장 높은 체중 감량률을 기록한 참가자가 우승자로 선정되어 상금을 받는다.

이 프로그램은 엄청난 체중 감량을 보여 주며 비슷한 상황에 있는 비만인들에게 나도 할 수 있다는 영감을 주기도 했다. 참가자 중에서는 요요 현상이 나타나는 사람도 있고, 감량한 체중을 유지하는 사람도 있다. 그런데 감량한 체중을 유지한 사람은 정상적인 신진대사 기능을 회복했을까?

미국 국립보건연구원의 케빈 홀Kevin Hall 박사 연구팀은 〈도전 팻 제로〉 참가자들의 극적인 체중 감량 후, 신진대사와 체중이 어떻게 변화했는지를 추적했다.[24] 참가 당시 고도비만에 해당했던 이들은 평균 58.3kg(약 39%)의 체중을 감량했고, 대회 직후 기초대사량resting metabolic rate은 하루 평균 610kcal가 감소했다.

이는 단순히 몸무게만 줄어든 것이 아니라 예상보다 더 큰 폭으로 에너지 소비가 줄어든 대사 적응metabolic adaptation의 결과였다. 전문용어로 대사 적응이라고 부르지만, 쉽게 말하면 '초절전 모드'에 돌입한 것이다.

우리 몸은 체중이 줄면 큰일이 났다고 생각한다. 그래서 초절전 모드에 들어가 가급적 에너지를 덜 쓰기 위해 노력한다. 이런 시기에는 조금만 먹어도 살이 찐다. 그래서 물만 먹어도 살이 찐다는 말이 나오는 것이다.

6년이 지난 후 요요 현상이 나타나며 참가자들은 체중이 평균 41.0kg 가량 다시 늘었다. 그렇다면 늘어난 체중에 비례해 기초대사량도 늘어나야 하지 않겠는가? 초절전 모드에서 절전 모드가 되어야 할 것이다.

그럼에도 기초대사량은 프로그램 참가 시작 당시보다 여전히 낮은 하루 평균 704kcal 수준을 유지하고 있었다. 즉, 몸은 계속 '나는 여전히 살이 빠진 상태다'라고 인식하며 에너지를 아끼는 초절전 모드를 유지하고 있었던 셈이다.

더욱 흥미로운 점은 6년 후에도 체중을 유지한 참가자일수록 기초대사량의 저하, 즉 대사 적응이 더 강하게 지속되고 있었다는 사실이다. 이는 체중 감량이 성공적일수록, 몸이 이를 더욱 강력히 되돌리려는 생리적 저항이 작동한다는 것을 의미한다.

이러한 결과는 우리가 흔히 생각하는 '다이어트는 의지의 문제'라는 인식을 뒤집는다. 오히려 몸은 일정 체중을 기억하고, 이를 유지하려는 강한 '설정점$^{set\ point}$'을 가지고 있다는 가능성을 보여 준다.•

이런 연구들을 보면 살이 찌기 가장 쉬운 사람은 가장 체중을 많이 뺀 사람이라는 말이 논리적으로 옳은 셈이다. 즉, 장기적인 체중 감량은 단지 생활 습관의 문제가 아니라, 지속적으로 신진대사의 저항과 싸워야 하는 생물학적 투쟁이다. 그래서 체중을 많이 줄인 사람일수록 다시 체중이 늘어나지 않도록 더 많이 노력해야 한다. 혼자서 체중을 관리하기 어렵다면 정기적으로 전문가의 도움을 받는 것을 추천하는 이유다.

NEAT: 살이 안 찌는 사람들의 비밀

체중은 정직하다. 섭취 에너지와 소비 에너지의 균형에 따라 체중이 결정된다. 하지만 우리 주변에는 운동도 열심히 하지 않고, 식사량도 적어 보이지 않는데 살이 잘 찌지 않는 사람이 있다. "같이 먹었는데 왜 나만 살이 찔까?"라는 질문은 많은 사람이 한번쯤 해 보았을 법하다.

• 위장관 자체를 변형시키는 비만 수술의 경우는 대사 적응 현상이 덜 나타난다.

이런 사람들을 자세히 관찰해 보면 공통적으로 눈에 띄는 특징이 있다. 격렬한 운동을 하지는 않지만 끊임없이 움직이는 습관, 즉 일상 속 자연스러운 활동이 체화되어 있다는 점이다.

이와 관련해 매우 흥미로운 연구가 있다. 제임스 레빈[James Levine] 박사가 주도한 메이요 클리닉 연구팀이 발표한 연구로, 참가자들에게 동일한 열량의 식사를 제공하고, 전신에 감지 센서를 부착해 하루 동안의 모든 움직임을 정밀하게 기록하고 체중 증가를 관찰했다.[25]

결과는 예상대로였다. 체중이 증가한 사람들은 앉아 있거나 누워서 보내는 시간이 길었다. 반면 체중이 거의 변하지 않은 사람들은 특별한 운동을 하지는 않았지만 작고 지속적인 움직임이 많았다. 자주 일어나 움직였고, 서서 일하거나 설거지 손돈, 걷기, 제자리에서 스트레칭을 하는 등 끊임없이 움직였다.

이 연구에서는 이런 활동을 NEAT[Non-Exercise Activity Thermogenesis], 즉 '비운동성 활동 열발생'이라고 정의했다. 개인 간 NEAT의 차이는 하루 최대 800kcal 이상의 에너지 차이를 만들 수 있다. 이 정도면 식사량이 동일해도 체중 증가 여부에 영향을 줄 수 있는 수준이다. 결국 운동보다 더 중요한 것은 하루 종일 얼마나 자주, 어떻게 움직이느냐는 것이다.

NEAT는 혈당 조절과도 관련이 있다. 어떠한 종류의 움직임이든 근육을 사용하는 것 자체가 포도당 소비를 촉진하기 때문이다. 단순히 걷기, 집안일, 짧은 스트레칭조차도 골격근의 혈당 흡수를 자극할 수 있으며, 이는 인슐린 감수성을 개선하고 혈당 스파이크를 완화하는 데 도움을 준다. 실제로 호주의 한 연구에서는 계속 앉아 있는 대신 30분마다 가벼운 활동을 하는 것만으로도 식후 혈당과 인슐린 반응이 낮아졌다는 결과를 보고했다.[26]

현대인은 오랜 시간 앉아 있는 경우가 많다. 특히 사무직이라면 이런 환경을 피할 수 없다. 앉아 있는 시간이 길어지면 근육의 활동이 줄어든다. 그러면 포도당이 제대로 사용되지 않아 혈당이 올라간다. 에너지 소비가 줄어들면서 체중이 늘기도 쉽다. 또 혈액순환이 둔화되어 심혈관계 질환의 위험이 높아질 수 있다.

이런 상황에서 우리가 할 수 있는 일은 무엇일까? 간단하다. 수시로 일어나서 몸을 움직이자. 연구 결과에서는 적어도 30분 이상 앉아 있지 말라고 권한다. 30분마다 5분 정도 일어나 몸을 움직이라는 것이다. 30분에 1번씩 일어나는 건 현실적으로 쉽지 않으므로 최소한 1시간에 1번은 일어나서 몸을 움직여야 한다. 원고를 쓰고 있는 지금도 스마트 워치에서 알람이 울린다.

"일어날 시간입니다."

반대로 식사 후에 바로 눕는 건 최악의 선택이다. 저녁을 먹은 후 바로 텔레비전 앞에 앉거나 눕고 그러다 잠드는 사람이 많다.

이 경우 혈당이 빠르게 올라가고, 자연히 살이 찌며 대사 질환의 위험도 증가한다.

이처럼 살이 안 찌지 않는 체질로 보이는 사람들의 비밀은 타고난 유전자가 아니라 생활 속 움직임의 누적된 합일 수 있다. 운동이 아니라도 움직이는 습관 자체가 에너지 소비량을 끌어올리고, 대사 건강을 지키는 기본이 된다.

NEAT를 창시한 레빈 박사는 컴퓨터를 러닝머신 위에 두고 천천히 걸으면서 일을 하고, 회의를 할 때는 의자를 치우고 서서 한다고 한다. 주변을 둘러보면 훨씬 다양한 NEAT 아이템을 발굴할 수 있을 것이다. 조금 불편하고, 비효율적일지라도 건강에는 분명 도움이 된다.

 직장인 영선 씨의 건강을 위한 업무 습관

서른네 살 영선 씨는 어느덧 7년 차 회사원이다. 회사에 가기 싫다고 말하지만, 그래도 회사에 출근해 책상에 앉아 일하는 게 익숙해지기도 했다. 하루 종일 앉아서 컴퓨터를 들여다보며 일하다 하루가 간다.

영선 씨는 혈당과 체중을 관리하고, 일상 속 활동을 늘리기 위해 다음과 같은 습관을 만들어 보았다.

(1) 타이머 활용하기

업무에 집중하다 보면 자신도 모르게 2~3시간이 훌쩍 지날 때가 종종 있다. 그래서 1시간마다 타이머가 울리도록 설정해 두었다. 타이머가 울리면 일어나서 화장실을 가거나 물을 마시러 밖으로 나간다.

(2) 전화 통화는 돌아다니면서 하기

그동안 전화할 일이 있으면 빈 회의실이나 복도를 이용했다. 그러나 이제는 복도나 계단을 걸어 다니면서 통화를 한다. 하루 종일 앉아 있는 시간이 길다 보니 조금이라도 움직이기 위해서다.

(3) 화장실은 제일 먼 곳으로 가기

실내 활동량을 더하기 위해 일부러 사무실에서 가장 먼 화장실을 찾아간다. 사무실보다 1, 2층 밑에 있는 화장실에 가면 평소보다 더 움직일 수 있다.

이외에도 동료와 소통할 일이 있을 때 간단한 업무라면 이메일이나 전화를 했지만, 미리 양해를 구하고 자리로 찾아가기도 한다. 이런 습관들을 통해 영선 씨의 평소 활동량은 생각보다 많이 늘어났고, 저녁 때 느껴지던 어깨와 목 통증도 훨씬 줄었다.

본격적으로 운동하기로 마음먹었다면

새해 계획을 세울 때면 많은 사람들이 "올해는 운동을 열심히 하겠다"라고 다짐한다. 새해에 헬스클럽에 가면 유난히 사람이 많은 이유다. 그러나 1~2달 지나면 그 많던 사람은 다 어디로 갔는지 찾기가 어렵다.

규칙적으로 운동하겠다고 매년 다짐하면서도 매번 실패하고 있다면 2가지 질문에 답을 해 보자.

① 왜 지금까지는 규칙적인 운동을 하지 않았는가?
② 왜 지금 규칙적인 운동을 하려고 마음먹었는가?

첫 번째 질문은 방해 요인을 점검해 보는 것이다. 너무 바빠서 시간이 없었다거나, 헬스클럽이 집에서 멀리 있었다거나, 러닝을 했는데 한 번 뛰고 너무 힘들어 그만두었다거나, 그냥 귀찮았다거나 등등 여러 가지 이유가 있을 것이다. 그 방해 요인을 먼저 확인하고 제거할 방법을 찾아야 한다.

두 번째 질문은 운동을 하려는 동기가 무엇인지 생각해 보는 것이다. 최근 체력이 부족해서 업무 효율이 떨어졌다거나, 건강검진 결과가 안 좋아서 의사의 강력한 권유가 있었다거나 등등 역시 여러 가지 이유가 있을 것이다. 운동을 하려는 동기와 필요성을 알아야 결심이 쉽게 흔들리지 않는다.
이 2가지를 생각해 보지 않고 결심만 한다면 그 결심은 금방 무너질 확률이 높다.

이틀 연속으로 쉬지는 말자

본격적으로 운동하기로 마음먹었다면 얼마나 해야 할까? 나는 환자들에게 유산소 운동이라면 일주일에 최소 150분, 그러니까 하루 30분씩 주 5일을 하라고 추천한다. 150분이라고 하면 부담스럽지만 하루 30분이라고 하면 대부분 수긍한다.

그런데 여기에 중요한 구분이 있다. '운동'과 '신체 활동'은 다르다. 느긋하게 산책하거나 마트에 가서 장을 보는 건 신체 활동이지 운동이라고 하기는 어렵다. 운동이란 '의도적으로 반복된 동작을 통해 심박수를 높이는 활동'을 말한다. 예를 들어, 빨리 걷기, 조깅, 수영, 줄넘기처럼 큰 근육을 쓰고 숨이 조금 찰 정도의 강도는 되어야 한다. 옆 사람과 편하게 대화할 수 있다면 그건 산책이고, 살짝 숨이 차서 말하기가 어려운 정도라면 중강도 운동이다. 중강도 운동을 기준으로 하루 30분, 일주일에 5일이면 기본 권장량을 충족하게 된다.

반대로 숨이 턱까지 차고 말을 거의 할 수 없을 정도라면 고

강도 운동인데, 고강도 운동은 일주일에 75분 정도면 된다. 하루 15분씩 5일만 해도 충분하다. 다만 고강도 운동은 반드시 개인의 건강 상태에 따라 조정해야 한다.

이처럼 시간과 강도는 어느 정도 조절 가능하지만 운동 빈도, 즉 얼마나 자주 운동하는가에는 보다 엄격한 기준이 있다. 바로 '이틀 연속으로는 쉬지 말 것'이라는 원칙이다.

이 원칙은 단순한 권고가 아니라, 인슐린 감수성과 혈당 조절에 영향을 미치는 생리학적 기준에 근거한 미국당뇨병학회 American Diabetes Association 의 가이드다.[27] 왜냐하면 운동 후 인슐린 감수성 증가는 보통 24~72시간까지 지속되지만, 그 효과는 시간이 지날수록 서서히 줄어든다. 따라서 이틀 이상 운동을 쉬면 이 효과가 사라지게 된다. 그래서 최소한 이틀 연속으로는 운동을 쉬지 말라는 지침이 생긴 것이다.

여기에 더해 행동과학의 관점에서도 의미가 있다. 어떤 습관을 형성하는 데는 평균 60일 정도 걸린다는 연구들이 있다. 중요한 건 '60일 동안 매일 했느냐'가 아니라 그 행동이 '얼마나 자주 일관되게 반복되었느냐'다. 이틀 연속 쉬게 되면 리듬은 흔들리고 동기마저 약해진다. 하루를 쉬는 건 휴식이지만, 이틀을 쉬는 건 중단이 될 수도 있다. 몸보다 먼저 무너지는 건 바로 습관의 리듬이다.

그래서 나는 이렇게 말하곤 한다.

"완벽하게 운동하지 않아도 괜찮습니다. 하지만 오늘도 운동했다는 기록을 하나 남기세요. 5분만 움직여도 좋습니다. 그 기억 하나가 내일을 만들어 줍니다."

습관은 대단한 의지로 쌓는 게 아니라 반복되는 작은 실천이 쌓여서 만들어진다. 계단 1층을 더 오르고, 집에서 제자리 걷기를 3분만 해도 괜찮다. 중요한 건 흐름을 잃지 않는 것이다.

매일 운동한다는 계획이 부담스럽다면 이틀 연속으로는 쉬지 않는 것으로 관점을 바꿔 보자. 이렇게 마지노선을 정해 두면 마음의 저항이 줄고, 실천이 조금 더 쉬워진다. 작은 불씨라도 꺼지지 않게 지키다 보면, 어느새 운동은 일상의 일부가 되어 있을 것이다.

 주말에 몰아서 운동해도 될까요?

그런데 주중에 시간이 없는 사람, 매일 30분씩 운동할 수 없는 사람은 어떻게 해야 할까? 주말에 몰아서 운동해도 될까?

'주말 전사weekend warrior'라는 표현이 있다. 주중에는 운동을 거의 하지 않지만, 주말에 몰아서 하는 사람들을 일컫는다. 주말 전사의 건강을 연구한 결과가 있다.[28]

① 전혀 운동하지 않는 비활동군
② 권장 운동량보다 부족한 활동 부족군
③ 주 1~2회에 몰아서 운동하는 주말 전사군
④ 권장량을 주 3회 이상 분산해서 실천하는 규칙적 활동군

전혀 운동하지 않은 ①번 그룹과 비교했을 때 나머지 그룹은 전체 사망률, 심혈관계 질환 사망률, 암 사망률 모두 위험 감소를 보였다. 특히 ③번 주말 전사 그룹은 규칙적으로 운동하는 사람들과 유사한 수준의 사망률 감소 효과를 보였으며, 전체 사망률의 경우 위험이 30% 감소, 심혈관계 질환 사망률의 경우 위험이 40% 감소하는 것으로 나타났다. 암 사망률은 다소 효과가 낮았지만, 여전히 ①번 그룹보다 낮은 경향을 보였다.

체중 역시 주말 전사군과 규칙적 활동군 모두 운동하지 않는 사람에 비해 복부 지방, 전신 지방, 체질량지수, 허리둘레가 유의하게 낮았다.[29]

종합하면 매주 1~2회 집중해서 운동하는 것과 주 3회 이상 규칙적으로 운동하는 것은 거의 유사하게 낮은 사망률을 보였고, 복부 및 전신 체지방 감소 효과를 보였다.

이 결과를 보면, 운동을 매일 꾸준히 하지 않더라도 주 1~2회 집중적으로 하는 것만으로 건강에 충분한 이득을 얻을 수 있다는

점을 알 수 있다. 따라서 바쁜 일정으로 평일에 운동하기 어려운 사람들에게 주말 전사 방식은 실현 가능한 대안이 될 수 있다. 주중에 운동할 시간이 없다면 주말에라도 땀을 뻘뻘 흘려 보자!

5장

의외의 적들: 스트레스, 수면 그리고 장내 미생물

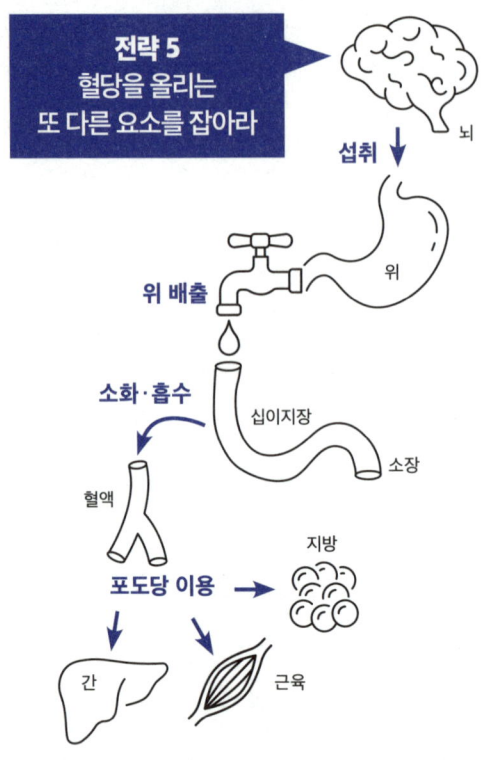

전략 5
알아야 할 적은 음식뿐만이 아니다.
혈당 조절에 영향을 주는 추가 요소에 관심을 기울여라.

스트레스가 혈당과 체중을 높인다

하루가 유난히 길게 느껴지는 날, 몸은 피곤하고 마음은 지쳐 있다. 집에 돌아와 냉장고 문을 열고 차가운 아이스크림 한 통을 꺼낸다. 한 숟갈, 또 한 숟갈. 결국 바닥이 보일 때쯤, 그제야 조금 숨이 트이고 마음이 가라앉는다.

"살 것 같다."

누구에게나 익숙한 경험이다. 그리고 이는 단순한 의지 부족의 문제가 아니라 감정을 조절하는 데 음식을 사용하는 학습된 반응이다. 특히 당과 지방이 풍부한 음식은 도파민과 엔도르핀 분비를 자극해 순간적으로는 안정을 주지만, 이 안정은 오래가지 않는다.

이런 패턴이 반복되면 '부정적 감정⇨음식⇨위안⇨부정적 감정⇨음식⇨위안'이라는 고리가 형성되는데, 행동과학적 관점에서는 이것을 강화^{reinforcement}의 고리라고 부른다. 불안한 감정이 음식 섭취라는 반응을 유도하고, 그 결과 일시적인 위안을 얻으면 뇌는 이 방식이 효과적이라고 학습하게 된다. 결국 이 고리는 습관화되어 비슷한 감정이 올 때마다 동일한 행동을 반복하게 된다. 이러한 과정을 거쳐 비만이 되고, 혈당 스파이크가 생기고, 당뇨병이나 대사 증후군이 나타난다.

많은 환자가 "스트레스를 받으면 혈당이 확 올라가요"라고 하는데 이 말은 단지 느낌이 아니라 실제로 관찰 가능한 생리 반응이다. 스트레스를 받으면 코르티솔과 아드레날린 같은 스트레스 호르몬이 분비되고, 이들은 '긴급 대응'에 필요한 에너지를 공급하기 위해 간에 저장된 글리코겐을 포도당으로 전환해 혈류로 보낸다. 그 결과 혈당이 단시간에 상승한다. 실제로 만성적인 직무 스트레스를 겪은 사람이 그렇지 않은 사람보다 제2형 당뇨병에 걸릴 확률이 2배 이상 높다는 연구 결과가 있다.[30] 이는 스트레스가 단순한 기분의 문제가 아니라 대사 질환의 위험 요인임을 보여 주는 강력한 근거다.

스트레스는 혈당뿐 아니라 체중에도 영향을 준다. 만성 스트레스는 지속적인 코르티솔 상승을 통해 복부 내장 지방을 축적하고, 에너지를 저장하는 방식 자체를 변화시킨다.

사람들은 과도한 스트레스를 받으면 보통 2가지로 반응한다. 더 많이 먹거나 혹은 전혀 먹지 않거나. 전자의 경우 단것, 짠 것, 기름진 음식 같은 고열량 음식을 강하게 찾게 된다. 에너지 밀도는 높지만 영양가는 낮은 음식으로 인해 체중이 증가한다. "오이나 채소를 먹으면 스트레스가 좀 풀려요"라고 말하는 사람을 본 적이 없는 것과 같은 이치다.

최근 스트레스가 단지 대사 문제에 그치지 않고 생물학적 노화를 앞당긴다는 연구도 잇따르고 있다. 만성 스트레스는 세포 노화의 지표인 텔로미어 길이를 단축시키고, 생물학적 연령을 실제 나이보다 앞당긴다. 결과적으로 인슐린 저항성, 지방 축적, 근 감소, 골밀도 감소 등 노화 관련 대사 질환의 위험이 커진다.[31]

그렇다면 스트레스는 어떻게 다뤄야 할까? 스트레스를 받는 사람에게는 쉬운 일이 아니겠지만 사실 스트레스를 조절하는 전략은 대단할 필요가 없다. 오늘 기분이 울적하다면 냉장고 문을 열고 아이스크림을 꺼내기 전에 잠깐 밖에 나가 가볍게 걸어보자. 친밀한 이와 짧은 통화를 하거나, 음악을 듣거나, 재미있는 책을 읽어도 좋다. 이런 간단한 행동 변화만으로도 자율신경계는 회복 방향으로 반응하고, 코르티솔 수치도 낮아진다. 명상이나 기도, 일기 쓰기 같은 활동 역시 도움이 된다.

이렇게 감정을 정리하고 제삼자의 시선으로 상황과 감정을 바라보고 판단할 수 있게 되면 우리는 상황에 휘둘리는 사람이 아니라 자기 감정을 조절할 수 있는 사람이 된다.

스트레스를 받지 않는 방법이란 게 있을까?

여기저기 몸이 아파 병원에 가면 흔히 듣는 말이 "푹 쉬고, 스트레스는 받지 마세요"다. 그만큼 마음을 잘 다스리는 게 건강에도 중요하다는 말인데, 듣는 사람 입장에서는 "어떻게 해야 스트레스를 안 받나요?"라는 하소연 섞인 질문이 나오곤 한다.

우리가 겪는 스트레스는 직장, 가족, 관계, 경제적 문제 등 대부분 내가 통제할 수 없는 상황에서 비롯된다. 직장을 그만둘 수 없고, 가족을 바꿀 수도 없으며, 다른 사람의 말과 행동을 내 마음대로 조정할 수도 없다. 그래서 많은 조언이 현실 앞에서 무력해진다.

그렇다면 우리가 할 수 있는 일은 무엇일까? 그건 외부 환경을 바꾸는 것이 아니라 그 환경을 바라보는 나의 시선을 조정하는 것이다. 다르게 말하면, 해석의 틀을 바꾸는 것이다. 여기서 효과적인 접근이 바로 메타인지metacognition다. 자기 관조라고도 하는 이 개념은 내가 지금 무엇을 느끼고 있는지를 객관적으로 인식하는 태도다. 감정의 소용돌이 한가운데 있을 때는 모든 것이 과도한 스트레스로 다가온다. 하지만 한 걸음만 떨어져서 '내가 이 상황에 어떤 반응을 하고 있는가?'를 바라보면 감정은 다르게 느껴진다.

예를 들어, "왜 이렇게 짜증이 나지? 정말 그렇게까지 화낼 일이 없나?", "이 상황이 다른 사람에게 일어났다면, 나는 그렇게 심각하게 보았을까?"라는 질문을 던져 보자. 이런 질문은 나를 감정의 반응자에서 감정의 관찰자로 이동시킨다. 실제 일어난 일보다 과장되게 받아들여 스트레스 받고 있구나 깨닫는 것이다.

여기에 또 하나의 시선이 더해지면 마음의 여백이 더 넓어진다. 바로 알랭 드 보통의 책 《여행의 기술》에서 말하는 '수용성'이라는 개념이다. 수용성이란 통제할 수 없는 상황에 저항하기보다 받아들이는 태도다.

여행지에서 호텔 방이 좁거나 음식이 잘못 나왔을 때 "이게 뭐야?", "이건 말도 안 돼"라고 반응하는 게 아니라 "그럴 수도 있지", "이런 일이 일어날 수도 있지"라고 생각하면 불편함은 새로운 경험이 된다. 알랭 드 보통의 수용성을 연습하면 일상의 사소한 일에 스트레스를 받는 일이 크게 줄어들 것이다.

잠을 잘 자면 혈당도 얌전해진다

환자 중에 개인택시를 하는 분이 있었다. 대개 당화혈색소가 7% 미만이면 양호하다고 하는데, 이분은 평소 6.8%로 혈당 조절이 양호한 편이었다. 그런데 어느 날 당화혈색소가 8.7%로 혈당이 많이 높아진 상태로 와서 의아했다. 자세히 물어보니 최근 3개월 동안 야간에만 운전했다는 것이다. 수면 주기가 뒤바뀐 것이 혈당 상승과 연관이 있었다.

비슷한 사례로 평소 공복 혈당이 100~120mg/dL 정도였던 환자가 전세금 문제로 스트레스를 받아 밤에 한숨도 못 잤더니 당일 공복 혈당이 182mg/dL로 높게 나온 일도 있다. 자연히 식후 혈당도 250mg/dL를 훌쩍 넘어섰다. 이처럼 수면 주기 변화나 수면 결핍은 혈당에 큰 영향을 미친다. 뿐만 아니라 혈압과 전반적인 건강에도 영향을 준다.

그렇다면 잠은 무조건 많이 자는 게 좋을까? 그렇지는 않다. 잠은 적게 자도 문제, 많이 자도 문제다. 연구에 따르면, 수면 시간이 7~8시간일 때 비만, 심혈관계 질환, 대사 질환 등 건강 위험이 가장 낮았다. 그보다 적거나 많이 자면 위험이 커진다. 수면 시간이 건강에 미치는 영향을 표현하면 U자형 곡선으로 나타난다.

수면 시간과 비만 및 제2형 당뇨병의 관계를 연구한 논문[32]에 따르면 수면 시간이 짧을수록, 보통 7시간 미만일수록 비만 위험이 증가했다. 또한 수면 시간이 1시간 짧아질수록 비만 위험이 9% 증가했다. 이 결과는 여성과 청년층에서 두드러졌다. 하지만 8~9시간 이상 잠을 오래 자는 것은 비만과 일관된 관련성을 보이지 않았다.

수면 시간과 제2형 당뇨병과의 관계는 어떨까. 이 경우도 수면 시간과 일반적인 건강 상태와의 관련성에서 나타나는 U자형 관계가 뚜렷했다. 즉, 수면 시간이 6시간 이하로 짧거나 긴 경우 모두 제2형 당뇨병 위험이 증가했다.

수면 시간과 비만 및 당뇨병과의 관련성을 명확히 설명하기는 어렵지만 대체로 다음과 같은 요소 때문이라고 본다.

* 식욕을 억제하는 렙틴 감소, 식욕 촉진하는 그렐린 증가
* 인슐린 저항성 증가
* 코르티솔(스트레스 호르몬) 증가
* 자율신경계(특히 교감신경계) 항진
* 염증 증가

현대인은 여러 이유로 잠을 푹 잘 수 없다. 스트레스, 스마트폰, 수면무호흡, 카페인, 소음, 빛 등은 밤을 조용한 휴식의 시간이 아니라 끊임없는 자극의 장으로 만든다. 이러한 요소들은 마치 대기 오염 또는 수질 오염처럼 수면 환경을 오염시킨다.

수면 환경 오염에 대응하기 위해서는 개인의 노력뿐 아니라 환경과 제도의 변화가 함께 이루어져야 한다. 스마트폰 사용을 줄이고, 저녁 이후 카페인을 피하는 것 같은 개인적 차원의 노력도 필요하지만 도시 설계와 주거 환경에서 조명 및 소음 관리

같은 사회적 개입도 병행되어야 한다는 뜻이다.

수면의 질을 위한 현실적인 팁

(1) 잠자리에서 스마트폰 멀리하기

많은 사람이 잠들기 전까지 스마트폰으로 유튜브나 SNS를 무의식적으로 소비한다. 그러나 스마트폰의 블루라이트(청색광)는 뇌가 아직 낮이라고 착각하게 만들며, 멜라토닌 분비를 억제해 수면을 방해한다. 잠들기 전에는 스마트폰 대신 조도가 낮은 조명 아래에서 가벼운 독서나 명상을 하는 것이 뇌를 자연스럽게 수면 모드로 전환시키는 데 도움이 된다.

(2) 카페인과 알코올 조절하기

카페인에 민감한 사람이라면 오후 시간 이후에는 커피 섭취를 삼가는 것이 바람직하다. 카페인은 길게는 6시간 이상 각성 효과가 지속되므로, 수면 시작을 지연시키고 깊은 수면 단계 진입을 방해할 수 있다.

종종 잠이 안 와서 술을 마신다는 사람들이 있는데 이는 수면에 오히려 독이 될 수 있다. 알코올은 초기 수면 유도에는 도움이 될 수 있으나, 렘[REM]수면을 억제하고 수면의 질을 저하시키기 때문에 숙면을 방해하고 다음 날 더 큰 피로감을 유발한다.

(3) 생활 리듬을 규칙적으로 유지하기

일과를 일정하게 지키면 생체 시계가 하루 리듬$^{circadian\ rhythm}$을 유지하며 안정되어 자연스럽게 수면의 질도 향상된다. 가능한 한 매일 같은 시간에 잠들고 일어나야 하며, 낮 동안 햇빛을 충분히 쬐고 적절한 신체 활동을 하는 것이 좋다.

(4) 수면무호흡증 여부 확인하기

수면의 질을 악화시키는 대표적인 질환 중 하나가 수면무호흡증이다. 이는 수면 중 호흡이 반복적으로 멈추는 증상으로, 산소 포화도 저하와 함께 심혈관계 질환, 제2형 당뇨병, 비만 등과도 깊은 관련이 있다. 특히 비만인 사람에게 더 흔하며 낮 동안의 심한 졸림, 집중력 저하, 아침 두통 등이 주요 단서가 될 수 있다. 이 경우 체중 조절, 구강 내 장치, 양압기^{CPAP} 등의 치료가 필요할 수 있으며, 반드시 전문의의 진단을 받아야 한다.

✅ 야식이 우리 몸에 미치는 영향

현대인의 식습관은 몇십 년 전과 비교해도 급격하게 변했다. 이 변화를 상징적으로 보여 주는 게 전통 가옥이다. 밤에 무언가를 먹으려면 신발을 신고 나가서 마당을 지나 부엌으로 가야 했다. 그런데 요즘은 거의 부엌이 집 한복판에 있고 각 방이 부엌으로 이어진다. 냉장고 속에는 바로 먹을 수 있고 아니면 전자레인지에 데우기만 하면 되는 음식이 가득 들어 있다. 과거에는 부엌에 밥과 반찬, 약간의 과일 정도가 있었을 것이다. 지금은 과일, 과자, 빵, 아이스크림, 각종 냉동식품으로 냉장고가 터질 기세다.

그뿐인가. 내 손에 쥐고 있는 스마트폰을 터치만 하면 배달 음식이 언제라도 집 앞에 온다. 밤 11시, 12시에도 먹고 싶은 음식을 얼마든지 배달해서 먹을 수 있다. 즉, 우리는 자는 시간 말고는 언제라도 무언가를 먹을 수 있는 세상에서 살고 있다. 그러다 보니 조금만 출출해도, 아니 그냥 입만 좀 심심해도 금방 뭘 먹는다. 특히 야식이 생활화되었다.

그런데 자기 전에 먹는 것은 인간의 생체 리듬에 잘 맞지 않는 일이다. 우리가 잘 때는 우리 몸도 쉬어야 하는 게 자연스러운 이치다. 그런데 먹고 바로 자 버리면 어떨까? 자는 동안에도 소화기관은 음식물을 소화하느라 열심히 일해야 한다. 그래서 숙면을 취하기가 어렵다. 잠을 잤지만 다음 날에 개운하게 일어나지 못한다. 잠의 질이 나쁘니 몸이 활기차지 못하고, 아침에 기분도 좋지 않다. 살도 찌고 소화기관도 나빠진다.

특히 야식으로 많이 먹는 음식을 보면 라면, 치킨, 피자 같은 고탄수화물, 고칼로리 음식이 많다. 이런 음식은 혈당을 급격히 올린다. 밤에는 혈당을 조절하는 능력이 낮아져서 혈당이 올라가면 쉽게 정상으로 돌아오지 않는다. 결국 아침 공복에도 혈당이 높아져서 몸에 부담을 준다. 게다가 칼로리 폭탄인 야식을 먹고 바로 누워서 잠들면 몸은 그 칼로리를 소모하지 못하고 지방으로 저장한다. 그대로 살이 찐다.

야식을 먹는 습관이 있는 사람이 야식의 유혹을 단번에 끊어 내기란 쉽지 않다. 정 어렵다면 적어도 저탄수화물, 고단백 음식을 먹자. 삶은 달걀이나 견과류, 요거트 등을 추천한다. 그리고 야식을 먹더라도 잠들기 2~3시간 전에는 식사를 끝내서 소화할 시간을 확보해야 한다.

그리고 양을 무조건 줄이자. 먹는 양을 점점 줄이다가 최종적으로 야식을 끊는 것을 목표로 해야 한다. 물이나 허브차를 마시면서 참아 보거나 차라리 빨리 잠자리에 드는 것도 방법이다.

여기서 발전해서 나온 것이 시간제한 다이어트다. 시간제한 다이어트는 하루 중 정한 시간대에만 음식을 섭취하고, 나머지 시간

> 동안은 아무것도 먹지 않는 것이다. 가장 쉬운 건 12:12 방식이다.
> 12시간 동안 음식을 먹지 않고 12시간 동안 먹는 것이다. 저녁을 먹
> 고 나서 아무것도 먹지 않고 자면 대개는 12:12가 된다. 시간제한 다
> 이어트를 시행한 사람들은 수면의 질이 좋아지고, 다음 날 아침 개
> 운하며, 낮 동안에 활력이 증가했다고 보고하고 있다. 자는 동안에
> 는 장도 쉬게 해 주자. 자연스럽게 살도 빠지는 장점도 있다.

살찌는 데 장내 미생물이 문제라고요?

혈당과 관련해 최근 주목받고 있는 요소가 장내 미생물이다. 장내 미생물은 사람의 장 속에 서식하는 수십조 개의 미생물로, 이들을 통틀어 마이크로바이옴이라고 부른다. 이들은 단순한 공생체를 넘어, 음식물의 분해와 에너지 추출, 면역 반응 조절, 호르몬 분비 등 다양한 생리적 과정에 깊이 관여한다. 특히 음식에서 어떤 영양소를 얼마나 흡수할지 결정하는 데 중요한 역할을 해서 개인의 비만 위험에도 영향을 줄 수 있다.

장내 미생물 연구의 세계적인 대가인 제프리 고든(Jeffrey Gordon) 박사는 특정 장내 미생물, 예를 들어 퍼미큐티스(Firmicutes) 비율이 높은 경우에는 에너지 흡수를 증가시키고, 지방 저장을 촉진할 수

있다고 보고했다.[33] 똥 속에 에너지가 얼마나 많이 남았는지를 측정해 보니 비만 생쥐의 경우는 에너지가 얼마 남지 않았다. 이는 똑같이 먹고도 더 많은 칼로리를 흡수해 살이 더 찌는 체내 환경이 존재할 수 있음을 시사한다. 더욱 놀라운 것은 비만 생쥐의 장내 미생물을 무균 생쥐에게 이식했더니 같은 양의 먹이를 먹고도 더 많은 지방이 축적되었다. 즉, 살찌기 쉬운 체질은 장내 미생물에 의해 전염될 수 있다는 의미다.

이 연구 결과는 단순히 '얼마나 먹느냐'보다도 '무엇을 먹고, 어떤 장내 미생물을 키우느냐'가 에너지 대사와 비만에 영향을 미칠 수 있다는 점을 시사한다. 실제로 섬유소가 풍부한 식물성 식단은 장내 미생물 생태계를 건강하게 바꾼다고 알려져 있으며, 퍼미큐티스의 비율을 낮추고 다른 비만 유발균의 증식을 억제하는 데 도움이 된다.

따라서 장 건강을 고려한 식습관, 예컨대 다양한 채소, 발효식품, 식이섬유 섭취를 늘리는 습관은 비만 예방과 대사 건강 관리에 매우 중요하다.

✅ 사는 곳도 혈당에 영향을 미친다

대부분의 사람들은 혈당에 영향을 주는 요인이라 하면 음식과 운동을 먼저 떠올린다. 그런데 어디에 사는지도 혈당에 영향을 미친다면 믿을 수 있을까? 전문적으로 이러한 요인들을 "사회적 건강 결정요인 Social Determinants of Health"라고 부른다.

가장 대표적인 예가 음식 사막, 즉 푸드 데저트 Food Desert다. 주변에 신선한 음식을 쉽게 구할 수 있는 곳이 없다는 얘기다. 건강한 식생활의 기본은 신선하고 다양한 식재료를 통해 영양분을 골고루 섭취하는 데 있다. 그러나 집 근처에 신선한 채소나 과일을 살 만한 마트나 시장이 없다면 어떻게 될까? 아마 쉽게 보관할 수 있는 가공식품이나 냉동식품을 쌓아 두고 먹게 될 것이다. 이런 음식은 칼로리가 높고, 당질과 포화지방이 많아 혈당을 쉽게 올리고 체중도 잘 늘어난다. 결국 이런 환경은 당뇨병과 비만의 위험을 높인다.

걷기 좋은 환경과 녹색 공간도 영향을 미친다. 주변에 안전한 보행로가 없거나 공원, 산책로 같은 녹지가 부족하면 바깥활동이 줄어들 수밖에 없다. 활동량이 줄면 체중은 늘고, 혈당 조절은 더 어려워진다. 반대로 공원과 산책로가 잘 갖춰진 동네에 사는 사람은 신체활동이 자연스럽게 늘어나고, 혈당과 체중 관리가 훨씬 수

월하다. 세계적으로 잘 알려진 장수촌은 보통 구릉지 형태의 걷기 좋은 환경이 조성되어 있다. 특별한 운동은 하지 않더라도 하루 종일 동네를 다니면 저절로 운동이 되는 것이다. 녹색권green zone이라고 불리는 도심 속 공원과 녹지 공간은 지역 주민의 비만 예방과 정신건강 증진에 중요한 역할을 한다는 연구도 많다.

물리적 환경뿐 아니라, 공기와 같은 보이지 않는 환경도 혈당과 대사 건강에 직결된다. 예컨대 미세먼지 농도가 높은 지역에서 오랫동안 생활하면 당뇨병 발병 위험이 높아진다는 연구들이 꾸준히 나오고 있다. 게다가 플라스틱과 화학물질에서 나오는 환경 호르몬은 내분비 교란 물질이라고도 부르는데, 이 역시 혈당을 교란할 수 있다. 생수병 속에 많이 검출된다는 미세 플라스틱도 문제다. 최근엔 동맥경화 환자의 혈관 벽에서 미세 플라스틱이 검출됐다는 연구가 유명한 의학저널에 실리기도 했다. 이처럼 우리는 이미 다양한 유해 물질에 노출되어 있고, 이는 결국 혈당과 같은 대사 건강에도 영향을 준다.

결국 내 몸의 혈당을 지키는 일은 단순히 밥상 위 문제로만 끝나지 않는다. 내가 사는 동네가 안전하고, 걸을 수 있고, 신선한 식재료를 구하기 쉬운지 살펴보는 것부터가 건강의 출발점이다. 그리고 이런 환경을 만드는 일은 개인만의 책임이 아니다. 나와 이웃, 정부와 기업이 함께 노력해야 가능한 일이다.

파트 3

혈당 다이어트 :
과학적으로 짚어 보기

혈당을 조절하면 체중도 감량할 수 있다는 말은 근거가 있는 것일까? 에너지 밸런스 모델과 탄수화물-인슐린 모델을 통해 혈당 다이어트의 과학적인 기초를 점검해 보자. 그 과정을 통해 더 효과적인 체중 관리 전략을 세울 수 있을 것이다.

1장

에너지 밸런스 모델: 덜 먹으면 덜 찐다

혈당 다이어트가 유행하는 이유

예전에는 혈당이 당뇨병 환자에게만 중요한 문제라고 여겼다. 그런데 최근에는 당뇨병이 없는 사람들 사이에서도 혈당 관리에 대한 관심이 급격히 높아졌다. 혈당의 변화가 체중 조절, 식욕, 피로감 등 일상적인 건강과도 밀접하게 연관되어 있다는 인식이 확산되었기 때문이다.

이론적으로 식사 후 혈당이 급격히 상승하면 인슐린 분비가 많아지고, 이에 따라 포도당이 빠르게 저장되거나 지방으로 전환될 수 있다. 반대로 혈당이 급격히 떨어지면 공복감을 자극해 식욕이 증가하고, 이는 반복적인 과식을 유도할 수 있다. 이 생리적 메커니즘은 칼로리 계산만으로는 설명하기 어려운 체중 증가 현상에 대한 설명이 될 수 있지 않을까?

이에 따라 다음과 같은 질문이 등장했다. 혈당 중심의 식사법은 기존의 칼로리 중심 다이어트 이론과 무엇이 다를까? 혈당 조절이 체중 감량에 직접적인 영향을 미친다는 주장은 근거가 있는 것일까? 있다면 그 근거는 무엇일까?

이 파트에서는 에너지 밸런스 모델과 탄수화물-인슐린 모델을 소개하고 현재 유행하는 혈당 다이어트의 과학적 기초를 점검하려고 한다. 이를 통해 더욱 현명하게 체중 관리 전략을 세울 수 있을 것이다.

칼로리: 음식에서 얻는 에너지

칼로리calorie의 어원은 라틴어 'calor'에서 유래했으며, 열 또는 뜨거움을 의미한다. 프랑스 물리학자인 니콜라 클레망Nicolas Clément이 1824년에 처음으로 사용하며 열량을 측정하는 단위로 정의했다.

원래 칼로리는 물리학에서 열량의 단위로 사용되었으며, 1cal(칼로리)는 1g의 물을 1℃ 올리는 데 필요한 열량을 뜻한다. 1L의 물의 온도를 1℃ 올리는 데는 1000cal가 필요한데, 큰 단위로 표현하면 1kcal(킬로칼로리)다. 일반적으로 일상에서는 킬로칼로리를 더 자주 사용하기 때문에 일상에서 칼로리라고 하면

킬로칼로리를 의미한다.

이 칼로리 개념이 영양학에 도입되면서 음식에서 우리 몸이 얻을 수 있는 에너지의 양, 주로 음식의 에너지 함량을 나타내는 단위로 사용하고 있다.

이론적으로 우리가 움직임과 신진대사를 통해 소비하는 칼로리보다 더 많은 칼로리를 음식을 통해 섭취하면 살이 찌고, 반대로 우리가 소비하는 칼로리가 섭취하는 칼로리보다 많으면 살이 빠질 것이다.

소비하는 칼로리 〈 섭취하는 칼로리 = 살이 찐다
소비하는 칼로리 〉 섭취하는 칼로리 = 살이 빠진다

1878년, 독일의 영양학자 막스 루브너$^{Max\ Rubner}$가 이 개념을 처음으로 도입했다. 칼로리가 곧 에너지이므로, 이 개념을 보통 '에너지 밸런스 모델$^{Energy\ Balance\ Model,\ EBM}$'이라고 부른다.

미국의 영양학자 윌버 앳워터$^{Wilbur\ Atwater}$는 1890년대 중반에서 1900년대 초반에 걸쳐 수많은 연구를 통해 1g의 탄수화물, 단백질, 지방이 각각 4kcal, 4kcal, 9kcal를 가진다는 것을 밝혀냈다. 따라서 음식물을 구성하는 3대 영양소의 조성을 알면 그 음식물이 가지는 칼로리를 유추할 수 있게 된 것이다.

예를 들어, 100g의 음식에 탄수화물이 20g, 단백질이 10g, 지방이 5g 있다고 하면, 총칼로리는 다음과 같이 계산한다.

* **탄수화물**: 20g × 4kcal/g = 80kcal
* **단백질**: 10g × 4kcal/g = 40kcal
* **지방**: 5g × 9kcal/g = 45kcal

따라서 총칼로리는 80+40+45로 165kcal가 된다.

저지방 우유가 출시된 이유

에너지 밸런스 모델은 체중 증감이 물리학의 열역학 제1법칙, 즉 에너지 보존 법칙에 따라 결정된다고 본다. 간단히 말해, 우리가 섭취한 에너지(칼로리)가 소비한 에너지보다 많으면 그 차이가 지방으로 저장되어 체중이 늘어나고, 반대의 경우에는 체중이 감소한다는 것이다. 이것은 물리법칙이므로 거스를 수 없다.

에너지 밸런스 모델은 모든 체중 변화의 출발점이 '칼로리 흡수와 소비의 차이'에 있다고 보기 때문에 체중을 줄이려면 "덜 먹고 더 움직여라"라는 메시지를 중심으로 한다. 즉, 음식의 종류보다는 에너지 섭취량 자체가 중요하다는 접근이다.

앞서 살펴본 것처럼 지방은 탄수화물보다 2배 이상의 에너지를 낸다. 그래서 한동안 지방이 비만의 주범이라는 인식이 널리 퍼졌고, 기름에 튀긴 음식이나 크림, 버터, 동물성 지방 같은 고지방 식품을 피해야 한다고 생각했다. 지방을 줄인 저지방 우유가 만들어진 것도 이런 이유에서다. 자연스럽게 '저지방 고탄수화물 다이어트'가 유행했고 칼로리가 상대적으로 낮은 탄수화물은 다소 자유롭게 먹어도 된다는 생각이 일반화되었다.

그러나 "칼로리는 칼로리다"라는 개념에 거센 도전이 생겼다. 윌버 앳워터의 방법에 따르면 음식을 태워서 얼마나 많은 열을 내는지를 바탕으로 칼로리를 정의하는데, 우리 몸은 음식을 태우지 않는다. 생화학적으로 분해해 에너지를 만들기 때문에 음식의 칼로리가 반드시 우리 몸의 에너지로 사용되거나 혹은 잉여 에너지로 비축되지 않을 수 있다. 개인에 따라, 그리고 음식의 조리 정도에 따라 영양소 흡수도 차이가 나고, 어떤 음식은 소화 흡수에 쓰는 에너지가 더 큰 경우도 있다.●

● 이런 음식을 '마이너스 칼로리 음식negative calorie food'이라고 부르는데, 셀러리, 오이, 브로콜리 등이 있다. 그러나 실제로 음식의 칼로리와 소화 흡수에 쓰는 에너지를 측정해서 따져 보면 아주 적은 수준의 칼로리를 흡수하는 셈이 된다.

탄수화물이 살찐다는 것은 상식이다?

하지만 2000년대 이후 새로운 연구들이 등장했다. 2007년 스탠퍼드대학의 크리스토퍼 가드너^{Christopher Gardner} 교수팀은 4가지 다이어트(오니시, 존, 앳킨스, 런)의 효과를 비교하는 임상 시험을 진행했다.[34]

① **오니시 다이어트**
탄수화물 70%, 지방 10% 섭취 ⇨ 평균 2.6kg 감량

② **존 다이어트**
탄수화물 40%, 단백질 30%, 지방 30% 섭취 ⇨ 평균 1.6kg 감량

③ **앳킨스 다이어트**
첫 2~3개월 동안은 매일 탄수화물 20g 섭취, 이후에는 50g으로 증량 ⇨ 평균 4.7kg 감량

④ **런 다이어트**
탄수화물 55~60%, 지방 10% 섭취 ⇨ 평균 2.2kg 감량

가장 체중 감량이 컸던 그룹은 저지방식인 오니시 다이어트가 아니고 탄수화물을 극도로 제한한 앳킨스 다이어트였다. 이 다이어트는 탄수화물을 하루 20~50g 정도로 제한했는데, 이는

밥 2/3공기 정도다.

게다가 앳킨스 다이어트 그룹은 지방에서 44~54%의 열량을 섭취했음에도 불구하고, 중성지방은 감소하고 좋은 콜레스테롤은 증가했다. 혈압도 뚜렷하게 낮아졌다. 이는 당시 주류였던 저지방 다이어트의 가정을 뒤엎는 결과였다.

비슷한 시기에 이스라엘의 아이리스 샤이$^{Iris\ Shai}$ 박사팀의 연구에서도 저탄수화물 식단이 저지방 식단보다 체중 감량과 지질 개선 면에서 더 효과적이라는 결과가 나왔다.[35]

1960년 〈영국영양학회지〉에 게재된 패스모어^{Passmore}와 스윈델스^{Swindells}의 논문은 이런 문장으로 시작한다.

"모든 여성은 탄수화물이 살찐다는 것을 안다. 이것은 상식의 하나이지만, 영양학자들도 논박하지 못한다."

1960년대에 이미 이렇게 확신에 찬 문장을 썼다는 것은 이때도 탄수화물이 체중 증가의 원인이라는 것을 잘 알고 있었다는 점을 시사한다.

그럼에도 지방이 비만의 문제로 거론된 것은 당시에는 물리적 관점에서 비만을 에너지 문제로 여겼기 때문이다. 탄수화물은 지방보다 g당 절반 이하의 칼로리를 가지고 있었고, 심장에 좋은 음식으로 받아들여졌다. 그래서 점차 지방을 줄여야 한다는 쪽으로 학계의 의견이 수렴된 것이다.

그러나 2000년대 이후 반대되는 연구 결과들이 쏟아져 나오면서 칼로리가 높은 음식, 특히 지방을 피해야 한다는 인식에 큰 변화가 생기게 된다.

2장

탄수화물-인슐린 모델: 탄수화물이 적이다

저탄수화물 다이어트의 등장

2000년대 이후 새로운 연구 결과가 발표되면서 대두된 이론이 바로 탄수화물-인슐린 모델$^{Carbohydrate\ Insulin\ Model,\ CIM}$이다. 이 모델은 다음과 같은 경로를 주장한다.

정제 탄수화물 섭취 ⇨ 혈당 급상승 ⇨ 인슐린 과잉 분비 ⇨ 포도당을 지방으로 전환해 저장 ⇨ 혈중 에너지원 고갈 ⇨ 식욕 증가, 대사율 감소 ⇨ 체중 증가

탐사 저널리스트 게리 타우브스$^{Gary\ Taubes}$는 《좋은 칼로리, 나쁜 칼로리》에서 이 이론을 소개하면서 비만이 과도한 칼로리 섭취의 결과라는 기존의 이론을 비판하고, 정제된 탄수화물, 설탕,

과당이 체중 증가의 핵심 요인이라는 주장을 펼쳤다.

그는 책의 서문에서 수십 년간 지방 섭취를 줄여야 한다는 보건 캠페인과 식이 조언을 해 왔지만 비만율은 줄지 않았고 오히려 증가했다는 점을 지적한다. 즉, 지방 섭취를 줄이라는 말은 틀렸을 가능성이 있다는 것이다.

오히려 탄수화물이 문제라는 가설을 고려할 수 있다. 이런 이유로 그는 탄수화물 과다 섭취가 인슐린 저항성을 유발해 세포가 인슐린에 덜 민감하게 반응하게 되고, 그로 인해 혈당 수치가 상승하며 체내 지방이 축적된다고 주장했다. 그의 주장 덕분에 대중들도 점차 저탄수화물 다이어트에 관심을 가지게 되었다.

2012년, 하버드 의대 데이비드 루드윅$^{David\ Ludwig}$ 박사가 체중을 10~15% 줄인 사람을 대상으로 저지방, 저당지수, 초저탄수화물 식단 중에 어떤 식단이 요요 현상을 가장 적게 일으키는지를 연구했다. 그 결과, 초저탄수화물 식단이 에너지 소비를 줄이는 경향, 즉 절전모드로 돌입하는 것을 최소화하는 것으로 나타났다.[36] 즉, 초저탄수화물 식단이 요요 현상을 덜 일으키고 감량한 체중을 잘 유지하도록 도와준다는 것이다. 이 연구는 탄수화물-인슐린 모델에 대한 관심을 다시 불러일으켰다.

탄수화물을 줄이는 것만으로는 해결되지 않는다

탄수화물-인슐린 모델은 체중 증가와 비만의 원인을 설명하는 새로운 접근법을 제공했지만, 논쟁은 여전히 존재한다. 최근에는 탄수화물-인슐린 모델을 반박하는 연구 결과가 등장하면서 지나치게 단순화된 접근이라는 비판이 제기되고 있다.

즉, 식후에 분비된 인슐린이 포도당을 지방조직에 보내 지방으로 변환시켜 축적한다는 하나의 사실에만 집중했다는 것이다. 이들은 체중 증가를 단순히 탄수화물과 인슐린만으로는 설명할 수 없으며, 유전적 요인, 환경적 요인, 생활 습관 등도 중요한 역할을 한다고 주장한다.

사람들에게 장기간 특정 식단을 따르게 하면서 과학적으로 통제된 연구를 진행하는 것은 매우 어렵지만 단기간의 연구는 가능하다. 미국 국립보건원의 케빈 홀$^{Kevin\ Hall}$ 박사의 연구가 바로 이런 방법을 택했다.[37] 그는 고탄수화물 식단(탄수화물 75%, 지방 10%)과 초저탄수화물 식단(탄수화물 10%, 지방 75%)으로 실험군을 나누어 실험을 진행했다.

탄수화물-인슐린 모델에 따르면, 고탄수화물 식단에서 인슐린이 더 많이 분비되고 식욕도 더 강해져야 하며, 체지방도 더 쉽게 쌓여야 한다. 하지만 실험 결과는 정반대였다. 식사 만족도와 포만감은 양쪽 식단 모두 유사했지만, 고탄수화물 식단 참가자들이 하루 평균 약 700kcal를 덜 섭취하고 체지방도 유의하게 줄었다.

케빈 홀 박사가 진행한 다른 연구에서도 두 식단 사이에 체중 변화의 유의한 차이가 없었으며, 식후 인슐린 반응의 차이가 체중 변화와 직접적인 관련이 없다는 결론이 도출되었다.[38] 이 결과는 탄수화물-인슐린 모델이 예측과 달리 실제에서는 정확히 적용되지 않을 수 있다는 점을 시사한다.

무엇을 선택해야 할까

두 이론은 체중 증가의 원인을 전혀 다른 방식으로 설명한다. 에너지 밸런스 모델은 체중 조절을 에너지의 수지^{balance} 문제로 본다. 섭취한 칼로리에서 소비한 칼로리를 뺀 '에너지 잉여분'이 지방으로 저장되어 체중이 증가한다는 것이다. 이 모델에서는 어떤 음식을 먹느냐보다 얼마나 먹느냐가 중요하다.

이 원칙은 예외가 없다. 탄수화물을 많이 먹지 않아도 치즈, 버터, 튀김, 기름진 고기를 잔뜩 먹으면 살이 찐다. 반면 무슨 음식이든 적게 먹고 운동으로 에너지를 많이 소비하면 살이 찔 수가 없다.

먹을 것이 풍족하지 않고 대중교통도 발달하지 않았던 우리나라의 과거 사진을 보자. 비만한 사람이 거의 없고, 대부분이 깡말랐다. 마라톤 선수 역시 무척 마른 체형이다. 칼로리를 어마어마하게 소모하는 사람은 잘 먹더라도 살이 찔 수가 없다. 물리법칙은 물리법칙인 것이다.

따라서 체중 감량이 필요한 사람은 확실히 적게 먹고 확실히 많이 움직이면 된다. 살이 찌고 싶은 사람은 반대로 하면 된다. 그러나 에너지 밸런스 모델에는 맹점이 있다. 같은 칼로리의 음식을 먹는데도 누구는 살이 찌고, 누구는 살이 찌지 않는 현상은 어떻게 설명할 것인가?

이러한 가운데 제시된 탄수화물-인슐린 모델은 음식의 질, 특히 탄수화물의 종류와 인슐린 반응이 더 중요하다고 본다. 정제된 수화물을 많이 섭취하면 인슐린이 과도하게 분비되고, 인슐린은 지방 분해를 억제하고 지방 저장을 촉진해 체중이 증가한다는 주장이다. 즉, 같은 칼로리라도 어떤 음식을 먹느냐에 따라 체중에 미치는 영향이 다른 것이다.

그러나 탄수화물 섭취에 이어지는 식후 인슐린 분비의 과다가 비만으로 직접 이어진다는 가설이 실험적으로 증명되지 않고 있다. 오히려 그렇지 않을 가능성에 무게가 실리는 현실이다.•

• 지방이 축적되는 데 있어서는 식후 인슐린만이 아닌, 공복 상태의 인슐린을 포함한 장기적인 인슐린 노출 자체가 대사에 영향을 미칠 가능성이 있다. 실제로 인슐린은 공복 시에도 일정 수준으로 분비되며 지방 분해를 억제하는 중요한 역할을 한다.

다시 정리하면, 에너지 밸런스 모델은 물리법칙이다. 거스르지 말고 따라야 하지만, 탄수화물을 줄였을 때의 체중 감량 효과는 근소한 차이로 우세하게 나타난다. 반면, 탄수화물-인슐린 모델은 이론이 매우 그럴싸한데 실험 결과가 충실하게 뒷받침하지 못한다. 우리는 무엇을 따라야 할까?

두 이론의 공통분모: 단순당

에너지 밸런스 모델과 탄수화물-인슐린 모델은 서로 다른 기전을 기반으로 하지만 하나의 중요한 공통분모를 지닌다. 바로 단순당이다. 단순당은 고도로 정제된 탄수화물이자, 높은 밀도의 열량을 제공하는 물질로 두 모델 모두에서 비만 유발 요인으로 작용한다.

단순당은 일상생활 속 어디에나 숨어 있다. 초콜릿, 사탕, 케이크, 탄산음료 등은 대표적인 고당질 식품이며, 흰쌀이나 밀가루를 주재료로 한 밥, 빵, 떡 등도 단순당 비중이 높다. 특히 일부 제과류는 정제된 밀가루와 설탕, 버터가 과도하게 포함되어 있다.

단순당 기반 식품은 단순히 혈당만 빠르게 높이는 것이 아니다. 대부분 열량 밀도가 매우 높다. 즉, 적은 양만 먹어도 과다한 칼로리를 섭취하게 된다. 그래서 섭취한 에너지가 소비하는 에너지보다 많아질 수 있다. 실제로 단순당이 많이 함유된 식품은 포만감을 주지 않으면서 칼로리는 빠르게 축적된다. 이는 에너지 과잉 섭취라는 관점에서 에너지 밸런스 모델과 정확히 일치하는 설명이다.

게다가 단순당은 체내에서 빠르게 흡수된다. 많은 사람에게 혈당 스파이크를 유발시키고 인슐린이 과다하게 분비된다. 인슐린은 지방 축적을 촉진하고, 이후 혈당이 급격히 떨어지면 뇌가 다시 당 섭취를 갈망하게 만든다.

더욱이 초가공식품은 단순당뿐 아니라 지방과 나트륨 함량도 높다. 이들은 원재료의 형태가 사라진 '정체불명의 음식'으로, 식품첨가물도 다량 포함되어 있다. 대표적으로 과자, 가공육, 탄산음료, 당이 첨가된 음료 등이 이에 해당한다.

즉, 초가공식품을 줄이고 채소, 통곡물, 콩류 중심의 식단으로 전환하면 총에너지 섭취량이 줄어들 뿐 아니라 혈당 스파이크와 인슐린 분비도 감소한다. 이는 에너지 밸런스 모델과 탄수화물-인슐린 모델의 교차점에서 모두 효과적인 전략으로 두 이론을 아우르는 실현 가능한 다이어트 방법이다.

나오며

내가 내 몸의
주치의가 되어야 하는 시대

혈당을 실시간으로 보는 시대가 되기까지 기나긴 역사가 있었다. 2020년 6월 당시 미국당뇨병학회 회장이었던 로버트 에켈 Robert Eckel 교수는 "당뇨병과 평생을 함께하며: 많은 성과가 있었지만, 여전히 할 일이 많다"라는 강연에서 자신의 어린 시절 경험을 들려주었다.

그는 1953년, 어린 나이에 1형 당뇨병 진단을 받았다. 당시 인슐린 주사기는 지금처럼 일회용이 아니라서 주삿바늘과 유리 주사기를 냄비처럼 생긴 용기에 넣고 팔팔 끓여 소독했다고 한다. 혈당을 재는 방법도 마땅치 않았다. 소변 2방울 혹은 5방울에 물 10방울을 넣고 클리니테스트Clinitest라는 진단용 알약을 넣고 끓인 후 나오는 색깔을 보고 대략 혈당을 짐작했다. 당연히 오차가 클 뿐 아니라 끓이는 과정이 번거롭고 위험하다. 그뿐인

가. 친구들과 밤새 놀거나 캠핑을 가는 일은 꿈도 꿀 수가 없다.

이러한 1950년대 현실을 고려하면 혈당 측정의 역사는 그리 길지 않다. 20세기 중반에 들어서야 실험실에서 생화학적 방법을 이용하여 혈당 측정을 시작했고, 결과가 나오는 데까지는 시간이 오래 걸렸다. 1970년대 후반에 간이혈당측정기가 만들어져서 진료실이나 병실에서 혈당을 측정할 수 있게 되었다. 1980년대 서울대병원에서 쓰던 간이혈당측정기를 사진으로 본 적이 있는데 거의 벽돌 크기였다. 당시에는 란셋을 이용하여 피를 크게 한 방울 내어야 측정이 가능한 수준이었다. 기술은 발전을 거듭하여 혈당측정기는 점차 작아졌고, 아주 소량의 혈액으로도 측정이 가능해졌다. 손끝을 찔러 피를 얻을 때 통증은 줄어들었지만 여전히 불편했다. 그리고 손끝을 찔러 피를 얻어야만 혈당을 알 수 있기 때문에 고작 하루 1번, 많아야 3~4번 정도의 혈당 수치를 알 수 있었다.

2000년대에 들어서면서 연속혈당측정기가 개발되었다. 개발 초기에는 겨우 3일 정도 사용할 수 있었고, 실시간으로 확인할 수는 없었다. 하지만 3일간의 연속적인 혈당 수치를 보면서 환자의 혈당 전반을 파악할 수 있게 되었다. 기술의 발전으로 지금은 10~15일 정도의 연속적인 혈당을 실시간으로 확인할 수 있다.

이제는 혈당을 눈으로 보는 시대다. 당뇨병 환자뿐만 아니라 당뇨병 전단계, 심지어는 정상인까지도 자신의 혈당에 관심이 있으면 기계를 이용해 혈당을 확인할 수 있다. 이 과정에서 혈당 스파이크에 대한 관심이 매우 높아졌고, 혈당 관리의 중요성도 널리 알려졌다. 이 책을 쓰게 된 것 역시 이러한 변화에서 가능한 일이었다.

개인영양학의 시대가 열리다

그러나 이 책은 비단 혈당 관리의 중요성만을 말하고 있는 것만은 아니다. 결국 이러한 기술의 발전은 개인 영양학과 맞춤 식단의 시대가 시작되었음을 예견하고 있다.

우리가 섭취한 탄수화물, 단백질, 지방은 몸속에서 포도당, 아미노산, 지방산 혹은 중성지방 형태로 핏속을 돌아다니게 된다. 아쉽게도 아직은 포도당 이외에 다른 요소를 실시간으로 볼 수는 없지만 연속혈당측정 기술을 통해 인류와 가장 친숙한 영양소인 탄수화물 대사를 아주 면밀히 파악할 수 있게 되었다.

특히 2015년 이스라엘 바이츠만 과학연구소의 교수들이 시행한 연구를 통해 식후 혈당 반응은 음식에 따라서도 다르지만 같은 음식이라도 사람에 따라 다르다는 사실이 알려졌다. 또한 머신러닝을 통해 혈당 반응을 예측하는 것이 가능해졌다. 예측 결과에 따라 사람에게 특정 식단을 제공해 보니 정확도 역시 높왔다. 개인영양학의 시대가 열린 것이다.

앞으로는 단백질, 지방의 대사에 대해서도 개인 수준에서 파악할 수 있는 시대가 올 것이다. 이와 함께 개인의 유전자 분석, 장 마이크로바이옴 분석 등을 통해 한 사람을 위한 최첨단 맞춤 식단을 구성할 수 있는 시대가 열릴 것으로 예상한다.

평균보다 내 몸의 데이터가 더 중요하다

개인영양학이 가지는 또 하나의 함의가 있다. 바로 평균의 종말이다. 현대의학은 근거 기반의학$^{evidence-based\ medicine}$이라고 한다. 여기서 말하는 근거의 대부분은 평균과 표준편차로 정의되는 통계 분석 결과에 기반한다.

우리 반의 수학 시험 점수 평균이 80점이라는 것이 나와는 무슨 상관이 있을까? 나는 100점일 수도 있고 50점일 수도 있다. 담임 선생님에게나 중요한 것이 평균과 표준편차이다.

사과의 혈당지수가 40이라는 것이 무슨 소용이 있을까? 내가 사과를 먹었을 때 혈당이 급상승했다면 내게는 혈당지수가 높은 것이고, 혈당 반응이 미미했다면 혈당지수가 낮아서 마음 편히 먹을 수 있는 과일이다.

당분이 많은 음식을 먹고 나면 피곤해지고, 피부 트러블이 생긴다고 말하면 대개의 의사들은 "비특이적"인 현상이라고 할 것이다. 말인즉슨 인과관계를 믿지 못하겠다는 뜻이다. 그러나 한 개인에서 이러한 일이 반복적으로 일어난다고 하자. 그리고 실제로 혈당을 재 보니 혈당 스파이크가 나타나고, 그 증상이 나타났다. 또 식단을 바꾸고 당분이 많은 음식을 줄였더니 혈당 스파이크도, 증상도 사라졌다면 의사도 연관성을 인정하지 않을 수 없다.

임상시험에서도 '앤 오브 원 트라이얼$^{\text{N-of-one trial}}$'이라는 게 있다. 전통적인 임상시험은 많은 사람을 대상으로 평균적인 효과를 평가한다. 그런데 앤 오브 원 트라이얼은 한 사람의 반응에 중점을 둔다. 어떤 약이나 치료법이 개별 환자에게 효과적인지 혹은 부작용을 일으키는지 확인하는 것이다.

즉 평균적인 반응, 평균적인 효과라는 말은 이제 점점 소용이 없어지고 있다. 나의 몸, 나의 데이터가 어떻게 반응하는지가 더 중요하다. 이 말은 내가 내 몸에 관심을 기울이는 것이 제일 중요하다는 말이다.

헬스 아이큐: 건강 정보를 이해하는 능력

건강 데이터가 넘쳐 나는 시대가 되면서 헬스 아이큐에 대한 중요성도 점차 커지고 있다. 영어로는 헬스 리터러시^{health literacy}가 정확한 표현이다. 우리말로는 건강 문해력이라고 하는데, '건강 정보 이해력' 정도로 표현하면 적당하다.

2025년 1월 태국 PMAC 2025 컨퍼런스에 패널로 초청을 받아 다녀왔다. 이 학회는 보건의료에 대한 담론을 나누는 자리로, 내가 참석했던 세션은 세계보건기구, 세계은행, 여러 자선단체들이 중심이 되어 개최한 보편적 건강 보장^{Universal health coverage} 세션이었다. 연속혈당측정기가 혈당 관리에 있어서 너무나도 중요한 도구가 되었는데, 비용 장벽에 가로막혀 많은 환자들이 사용할 수 없는 단점을 어떻게 타파하겠는가가 주제였다.

나는 이 자리에서 경제적인 장벽도 있지만, 건강 정보 이해력에서 오는 장벽도 매우 크다고 강조하면서 우리나라 헬스케어 업체에서 만든 스마트폰 앱을 소개했다. 이 앱은 연속혈당 데이터의 해석을 도와주고, 사용자가 음식 사진을 올리면 인공지능을 활용해 해당 음식의 영양 정보와 칼로리를 알려 준다. 환자들의 건강 정보 이해력이 높아질 수 있도록 도와주는 역할을 하는 셈이다. 또한 적은 비용으로 연속혈당 데이터 기반 식이요법을 할 수 있는 SEOUL 알고리즘도 소개했다.

컨퍼런스를 마치고 호주의 알리시아 젠킨스^{Alicia Jenkins} 교수, 홍콩의 로널드 칭완 마^{Ronald CW Ma} 교수 등과 함께 패널 토의 내용을 정리하여 학술지에 게재했다. 많은 사람들이 연속혈당측정과 관련된 보편적 건강 보장을 받고, 건강 정보 이해력을 갖추는 데 도움이 되도록 하기 위함이었다.

의학 기술은 점차 발전하고 수많은 정보가 넘쳐 나는 시대다. 기술과 정보를 적절히 활용하는 것도 똑똑한 방법이지만 그만큼 무분별하게 휩쓸리기도 쉽다. 모든 사람이 연속혈당측정기를 사용할 필요는 없지만 만일 사용한다면 어느 정도의 정확한 지식을 가지고 사용하는 것이 좋다. 앞으로는 건강 정보 이해력이 높아질 수 있도록 도와주는 기술이 다수 등장할 것이다.

내가 바로 내 몸 주치의다

평균의 시대가 종말을 고하고, 인류 전체를 위한 영양학이 아닌 60억 인구 중 오직 한 사람 '나'만을 위한 영양학의 시대가 찾아왔다. 건강 정보가 넘쳐나는 시대에 헬스 아이큐도 필요하다. 이토록 복잡한 세상에서 우리는 어떻게 혈당을 관리하고, 체중을 관리하고, 건강을 관리해야 할까?

가장 기본적인 것은 '내 몸의 신호'에 제대로 귀 기울이는 것이다. 우리 몸은 쉴 새 없이 신호를 보낸다. 갑자기 열이 나거나 통증이 생기면 누구나 심각하게 생각하고 병원을 찾아간 뒤 푹 쉰다. 그러나 피로, 집중력 저하, 체중 증가, 불면, 비정상적인 허기짐과 같은 형태의 신호가 오면 어떨까. 대수롭지 않게 생각하고 이 신호를 무시하는 사람이 많을 것이다.

그러나 당장 큰 병은 아닐지 몰라도 이런 신호들은 만성 대사 질환이 커 가고 있음을 알리고 있을 가능성이 크다는 점을 명심하자. 그리고 이 신호가 발생하게 된 근본 원인은 우리가 먹는 것, 움직이는 것, 외부 자극을 받아들이는 방식(예를 들어 대수롭지 않은 일도 스트레스로 생각하는 등), 자는 것 등에 있을 수 있다. 즉 건강한 식생활, 규칙적인 운동, 마음 챙김, 충분한 수면으로 많은 문제를 해결할 수 있다.

건강에 대한 무분별한 정보에 휩쓸리지 말고, 오늘부터라도 작은 수첩이나 휴대폰 메모장에 내 몸의 컨디션과 체중, 수면 시간과 수면의 질, 오늘 먹은 음식, 오늘 한 운동 등을 간단히 적어 보자. 이 데이터는 내 몸의 신호를 읽는 나침반이 된다. 의학 기술은 앞으로도 계속 발전하겠지만 내 몸의 변화를 가장 먼저 느끼는 것은 언제나 나 자신이다. 당신이 당신 몸의 주치의가 되어 스스로를 돌볼 수 있기를 바라며 글을 맺는다.

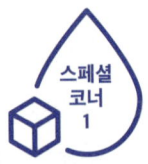

혈당 스파이크에 관한 가장 뜨거운 질문

Q1

하루 적정 당류 섭취량은 얼마나 되나요? 카페에 자주 가는데 카페 음료 속에 당류가 상당히 많이 포함되어 있다고 해서 마실 때마다 걱정이 됩니다.

인류 역사상 지금처럼 달콤한 음식이 넘쳐난 적이 없죠? 우리 몸은 단맛에 저항할 수 없도록 진화했지만 현대 사회에서는 설탕이 넘쳐 나는 현실을 인식하고 의식적으로 단 음식을 피하는 것이 좋습니다.

2020년 한국인 영양소 섭취 기준에 따르면 "총당류 섭취량을 총 에너지섭취량의 10~20%로 제한하고, 특히 식품의 조리 및 가공 시 첨가되는 첨가당은 총 에너지섭취량의 10% 이내로 섭취하도록 한다. 첨가당의 주요 급원으로는 설탕, 액상과당, 물엿, 당밀, 꿀, 시럽, 농축과일주스 등이 있다"라고 되어 있습니다. 예를 들어 하루 1800kcal의 음식을 섭취한다면 10%인 180kcal 이내로 섭취하라는 뜻이고, 약 45g에 해당하는 양입니다. 각설탕 1개에 약 3g 정도의 당류가 있다고 하니 각설탕 총 15개가 하루 섭취량인 셈입니다. 그런데 콜라 한 캔(355ml)에 39g의 당류가 들어 있으므로 콜라 한 캔을 마시면 하루 섭취 허용치에 거의 근접하게 됩니다.

음료가 마시자마자 단맛이 강하게 난다는 뜻은 단순당이 많이 들어 있다는 뜻으로, 우리 몸속에서 빠르게 소화·흡수되어 즉각적으로 혈당을 올리게 됩니다. 특히 설탕이 많이 들어간 청량음료나 카페에서 흔히 마시는 달콤한 음료, 과일 주스 등은 혈당을 순식간에 올리는 주범입니다. 음료에 따라서 크림과 같은 지방이 함께 포함되었다면 더욱 칼로리가 높아지겠지요? 체중 증가의 우려도 있습니다. 맛을 조절하는 것은 뇌를 훈련하는 과정이므로 단 음식을 조금씩 피해 가는 것이 가장 좋은 방법입니다.

Q2
제로 음료를 먹는 게 혈당 조절에 효과 있나요?

대체 감미료가 들어간 제로 음료나 제로 식품은 실제 설탕은 아니지만 뇌가 단 것을 먹고 있다고 착각하도록 만듭니다. 설탕에 비해 칼로리가 거의 없고, 혈당을 직접 올리지는 않으니 단기적으로는 설탕이 들어간 일반 음료보다는 혈당 조절이나 체중 감량에 도움이 됩니다.

그러나 아직 제로 식품을 장기적으로 섭취했을 때 몸에 어떤 일이 벌어지는지에 대한 연구가 많이 부족합니다. 장내 미생물 조성에 변화를 일으켜 포도당 대사 기능을 악화시킬 수 있다는 연구 결과도 있고요. 일부 성분은 심혈관질환 위험을 높일 수도 있다고 합니다.

즉, 제로 음료를 마음껏 마실 게 아니라 적절한 수준에서 제한하는 것이 좋겠고, 궁극적으로는 단맛이 강한 음식을 줄이는 것을 목표로 하는 것이 우리 건강에 좋습니다.

Q3
애사비가 혈당 스파이크를 막는다는데 정말인가요?

애사비(애플사이다비니거)의 주요 성분인 아세트산은 소화 효소인 아밀레이스의 활성을 억제해서 탄수화물의 분해 속도를 느리게 합니다. 포도당으로 전환도 지연되어 식후 혈당 스파이크를 완화하는 효과가 있다는 연구 결과도 있습니다. 그러나 이런 효과를 입증한 연구들은 소규모로 진행된 단기간의 연구라 아직은 그 효과를 확증하기는 어렵습니다.

또한 애사비는 결국 식초이기 때문에 섭취할 때 주의가 필요합니다. 애사비는 강한 산성(pH 2.5 내외)을 띠므로, 치아와 위에 자극이 가지 않도록 충분히 희석해야 합니다. 이런 과정이 번거롭게 느껴질 수 있기 때문에 먹기 좋은 형태의 젤리로 나온 제품들도 있는데요. 애사비가 가진 긍정적인 효과는 약화되는 반면 오히려 당이 첨가되기도 하기 때문에 반드시 영양 성분을 확인하시길 바랍니다.

Q4
달달한 디저트를 너무 좋아하는데 언제 먹어야 하나요?

쿠키, 케이크, 초콜릿 같은 디저트는 식사와 식사 사이보다는 식사 후에 곧바로 먹는 것이 좋습니다. 앞서 섭취한 음식물이 소화·흡수를 방해해서 혈당이 천천히 오르고, 배가 어느 정도 부른 상태이기 때문에 많은 양의 디저트를 먹을 수 없다는 장점도 있습니다. 간혹 옆에서 친구들이 "디저트 배는 따로 있어. 괜찮아. 마음껏 먹어"라고 말하는 경우가 있죠? 절대 현혹되시면 안 됩니다.

식사와 식사 사이에 배가 너무 고플 때 단순당이 많이 들어간 과자나 케이크류 등을 먹으면 혈당이 급상승합니다. 이럴 때는 견과류나 그동안 먹고 싶었던 과일을 2~3조각 정도 드시면 단순당이 많이 포함된 과자나 케이크류보다 영양학적으로도 훨씬 좋습니다. 디저트 음식을 먹었을 때처럼 기분 전환도 되고요.

Q5
커피가 혈당을 오르게 하나요?

인슐린이 전혀 나오지 않는 1형 당뇨병 환자의 경우에는 설탕을 넣지 않은 커피를 마시더라도 카페인으로 인해 혈당이 상승하는 경우가 있습니다. 1형 당뇨병이 아닌 경우에도 급성으로 카페인이 투여되면 혈당이 상승하는 경향이 있으나, 커피를 장기적으로 섭취한 경우에는 오히려 혈당에 도움이 된다는 서로 상반되는 결과가 나타나기도 합니다. 따라서 혈당이 오를까 봐 "커피는 드시지 마세요"라고 딱 잘라 말씀드리기는 어렵습니다. 그리고 사람에 따라, 커피의 종류와 추출법에 따라 그 영향이 천차만별입니다. 상충되는 연구 결과도 많고 적정 섭취량에 대한 논란도 많지만, 진료실에서 정말 자주 목격하는 혈당 폭탄이 하나 있습니다.

바로 믹스커피입니다. 하루에 여러 잔 마시는 분들도 많은데요. 믹스커피 한 봉지에 설탕이 5~7g 정도 들어 있습니다. 또 믹스커피에는 크리머가 들어 있죠? 지방 성분이기 때문에 칼로리가 높습니다. 그래서 진료실에서 만나는 제 환자분들께는 커피를 마신다면 블랙 커피를 추천드리고 있습니다. 카페인에 민감하신 분에게는 디카페인 커피를 추천합니다.

Q6
아침을 먹는 게 좋은가요?

우리나라 사람들은 아침을 든든히 먹고 나가야 하루가 든든하다고 생각하지요. 하지만 무조건 아침을 먹어야 한다고 말하기는 어렵습니다. 각자의 생활 패턴과 신체 리듬이 다르기 때문입니다. 한 가지 짚어 보면 좋을 것이 있는데요. 아침을 안 드시는 분들은 왜 아침을 드시지 않는지 생각해 보시기 바랍니다. 혹시 너무 바빠서, 혹은 전날 과음을 해서 아침을 건너뛰고 있는 것은 아닐까요? 이런 경우라면 아침을 먹지 않는 이유를 먼저 고칠 필요가 있습니다.

그리고 아침을 굶게 되면 점심에 먹은 음식이 혈당을 높일 가능성이 있습니다. 아침을 먹은 사람과 아침을 먹지 않은 사람에게 각각 점심에 똑같은 음식을 줘도 혈당 상승폭이 차이가 납니다. 즉, 아침을 안 먹은 사람의 점심 식후 혈당이 더 높습니다. 이것을 두 번째 식사 효과second meal effect라고 부릅니다. 공복 상태가 길어지면 여러 호르몬의 영향으로 인슐린의 작용이 방해를 받는 인슐린 저항성이 나타나기 때문입니다.

혈당 스파이크가 생기기 쉬운 사람들은 아침 첫 식사부터 주의를 기울일 필요가 있습니다. 아침에 바빠서 커피에 딸기잼 바른 빵을 드신다면 아침부터 혈당 스파이크가 일어날 것이 분명합니다. 영양소 균형이 잡힌 아침 식사를 하고 하루를 시작하는 습관을 가져 보시기를 권합니다.

Q7
정말 먹는 순서를 바꾸는 것만으로도 혈당을 낮출 수 있나요?

네, 분명히 효과가 있습니다. 본문에서 설명한 것처럼 식이섬유뿐 아니라 어류나 육류를 먼저 먹었을 때 탄수화물이 혈당을 높이는 수준이 유의하게 감소함이 알려진 바 있습니다. 이런 연구 결과가 많이 알려지면서 요즘은 많은 분들이 이와 같은 순서로 식사를 하는 것을 볼 수 있습니다.

그런데 외래 진료실에서 "박사님, 저는 샐러드부터 먹고 식사를 하는데, 그런데도 혈당 스파이크가 나와요"라고 하는 분들이 있습니다. 자세히 물어보면 이런 분들은 샐러드부터 드시기 시작한 것은 맞는데 샐러드에 들어간 드레싱에 당분이 많이 포함되어 있거나, 샐러드를 드신 후에 당분을 너무 많이 섭취하신 분들입니다. 양 앞에 장사는 없는 법입니다. 식사 순서를 바꿔도 혈당이 여전히 높으신 분들은 섭취하는 당분의 양이 어느 정도인지 한번 확인해 보시기 바랍니다.

Q8
먹는 순서를 지킬 때 중간에 소화할 시간을 두어야 하나요?

실험적으로 증명을 할 때는 식이섬유나 어류 혹은 육류를 먼저 먹고 15~30분 기다렸다가 다음 식사를 하도록 유도할 수 있겠으나, 실제 식생활에서는 이렇게 하기가 어렵겠죠? 가장 좋은 것은 천천히 식사하는 것입니다. 급하게 먹으면 순서를 바꿔서 먹는 이점이 줄어드는 것은 분명합니다. 음식을 음미하면서 천천히 드시고, 배가 어느 정도 차면 수저를 내려놓는 것이 가장 좋습니다. 즉, 식사 순서와 식사 속도 두 가지를 모두 지켜야 더욱 큰 효과를 볼 수 있습니다.

제 환자분들 중에는 회식이나 모임처럼 고칼로리 위주의 식사가 예상되는 약속이 잡히면, 그날 아침에 미리 야채 스틱, 계란 등을 도시락으로 준비해 간다는 분도 있습니다. 약속 시간 30분 전에 틈을 내서 미리 먹고 가기 위해서이지요. 이렇게 하면 회식 때 먹는 음식 양도 줄어들고, 혈당도 덜 올리는 일석이조의 효과가 있습니다.

Q9

그러면 식사 초반에 채소는 얼마나 먹어야 하나요? 샐러드 한 접시를 다 먹어야 혈당 스파이크를 예방할 수 있는지, 아니면 방울토마토 몇 개 혹은 샐러드 두세 젓가락을 먹는 것만으로 효과가 있는지 궁금합니다.

샐러드나 나물 한 접시를 다 먹고 식사를 한다면 섭취하는 단백질과 탄수화물의 양을 줄일 수 있다는 장점이 있습니다. 그렇지만 매번 이렇게 먹기는 분명 부담스러운 일일 겁니다. 샐러드나 나물 두세 젓가락도 좋습니다. 소량이라도 식이섬유를 먼저 섭취하는 습관을 들여 보세요. 이런 것들이 쌓여 혈당 스파이크를 막고 건강한 식습관을 만듭니다.

방울토마토는 어떨까요? 드셔 보시면 방울토마토가 일반 토마토보다 더 달죠? 같은 중량이라면 당분도 더 많습니다. 방울토마토도 좋지만 혈당을 생각한다면 일반 토마토를 드시면 어떨까요? 기왕 먹는다면 채소의 영양 성분도 고려해 보시면 좋겠습니다.

Q10
과일을 너무 좋아해서 한 끼는 과일로 먹고 있습니다. 괜찮을까요?

당뇨병, 당뇨병 전단계 혹은 비만이 아닌 분들은 혈당과 체중 면에서는 큰 문제 없습니다. 다만 영양소 균형의 측면에서는 탄수화물 위주의 식사가 되므로 주의가 필요하겠죠? 그리고 본문에서도 설명한 것처럼 과일 섭취량이 증가할수록 당뇨병 발병이 줄었다는 연구 결과도 있습니다.

그러나 과일에 따라서 차이가 크다는 점도 설명드렸죠. 요즘 과일은 당도가 높다 보니 당뇨병 전단계이거나 당뇨병 환자에게는 혈당을 높이 솟구치게 하는 경우들이 있습니다. 따라서 주의가 필요합니다. 진료실에서 갑자기 혈당 조절이 안 되는 분들 중 많은 분들이 과일 위주의 식사를 했다고 하십니다. 과일이 몸에 좋으니 당뇨에도 좋을 것이라고 생각했다는 것이지요. 그리고 당분이 높다는 것은 칼로리도 높다는 뜻이므로 체중 증가의 위험도 있습니다. 또 한 가지, 혈당이나 체중 조절이 필요한 분들이 특히 주의해야 할 점 기억하고 계시죠? 착즙 주스나 말린 과일은 조심해야 합니다. 착즙 주스는 식이섬유가 거의 없고 말린 과일은 당분이 농축된 형태의 것이니까요.

Q11
술 마시면 혈당에 안 좋나요?

 종류에 따라 차이가 있지만 술에는 단백질, 지방, 비타민, 미네랄 등 영양소는 거의 없으면서 높은 칼로리를 가지고 있는 알코올이 들어 있습니다. 그래서 "공허한 칼로리" 즉, 칼로리만 있고 영양소는 거의 없다고 이야기합니다. 그리고 일부 칵테일이나 디저트 와인 등의 알코올 음료에는 탄수화물과 당이 상당량 들어 있습니다.

 또한 술을 먹을 때 안주를 곁들이지 않을 수가 없겠지요. 특히 삼겹살, 치킨, 감자튀김 같은 기름진 음식을 찾게 됩니다. 혈당 관리는 물론 체중 조절에도 좋지 않습니다. 또한 과음을 하게 되면 다음 날 운동을 거르게 되는 경우가 많고 해장을 하느라 건강한 음식 선택에도 방해가 되는 경우가 있으니 각별한 주의가 필요합니다.

Q12
짜게 먹는 것은 혈당에 영향이 없나요?

한식은 다양한 영양소가 잘 배합된 좋은 식단이지만, 국, 찌개, 김치, 절인 음식 등에는 소금이 많이 들어갑니다. 소금을 많이 섭취하면 고혈압, 심혈관계질환 등의 위험이 증가하지요.

그런데 혈당과는 상관이 없는 거 아니냐고요?

소금 섭취가 직접 혈당을 올리지는 않지만 "단짠"이라는 말이 유행하듯이, 달콤하고 짭짤한 음식은 맛이 좋기 때문에 자연스럽게 함께 먹게 됩니다. 또한 흥미롭게도 나트륨과 포도당은 소장에서 하나의 통로를 통해 동시에 흡수됩니다. 즉, 단것과 짠 것은 맛에 있어서나 몸속 흡수에 관해서나 떼어 놓을 수 없는 관계라는 뜻이지요.

아프리카 같은 의료가 열악한 나라에서 콜레라가 발생하여 심각한 탈수가 생길 경우, 정맥 주사를 쓰기가 어렵기 때문에 가루약을 주로 처방합니다. 이 경구수분보충용액^{oral rehydration solution}의 주요 성분은 포도당과 나트륨입니다. 소장에서 두 가지가 함께 흡수되면서 물도 따라 흡수되기 때문이지요. 밤늦게 달고 짠 음식을 많이 먹고 그다음 날 얼굴이 붓는 것은 바로 이 때문입니다.

SNS에서 농담 삼아 "짠 걸 먹었으니 단 걸 먹어야지" 혹은 "단 걸 먹었으니 짠 걸 먹어야지"라고 말하는 것을 본 적 있습니다. 혈당, 혈압, 심혈관 건강을 위해서 부디 참아 주세요.

Q13

혈당을 높이지 않는 건강한 외식 메뉴 추천해 주세요.

외식 메뉴의 종류가 워낙 많다 보니 특정 메뉴를 추천하기는 정말 어렵습니다. 새로운 레시피로 새로운 메뉴가 계속 개발되어 나오기 때문에 원칙을 몇 가지 정해 두고 실천하는 것이 좋습니다.

질병관리청의 외식 실태 조사에 의하면, 외식은 주로 점심에 많은 편이고 집밥, 급식, 밖에서 사 먹는 음식 중에 사 먹는 음식이 영양소 섭취가 높습니다. 특히 식당에서 먹는 음식의 경우에는 지방·설탕·나트륨 섭취 또한 높습니다.[39]

그러나 2025년 외식 트렌드에 대한 보고[40]를 살펴보면 다행히도 건강에 대한 관심이 점차 높아지고 있음이 보입니다. 외식을 줄이고 집밥을 많이 먹으려는 경향이 있고, 건강식 종류가 많아졌으며, 채식과 비건 음식 선호가 높아졌습니다. 지방·설탕·나트륨이 적거나 없는 음식을 선택하는 경우도 많아졌고요. 메뉴를 결정하실 때 이런 부분들을 염두에 두시면 좋겠습니다.

제가 여러 번 강조한 원칙, 샐러드나 나물 등 식이섬유 위주로 먼저 먹기, 돈을 내고 먹는 음식이라도 적당량만 먹고 배가 부르면 그만 먹기만 지켜 주셔도 급격한 혈당 스파이크를 방지할 수 있습니다.

Q14
빵을 정말 좋아해요. 건강하게 먹을 수 있는 방법이 있을까요?

요즘 빵을 정말 좋아한다는 "빵순이, 빵돌이"라는 분들이 많습니다. 제빵 기술이 워낙 발전해서 수많은 종류의 맛있는 빵이 도처에서 우리를 유혹합니다. 심지어는 빵을 기름에 튀겨 낸 것도 있더군요. 빵을 통한 칼로리 섭취 증가도 문제이지만 빵을 통한 당류 섭취도 큰 문제입니다. 2019년 식품의약품안전처의 보고에 따르면 빵을 통한 당류 섭취가 1일 권고량의 절반에 달한다고 합니다. 시중에 유통되는 빵 199종을 조사한 결과, 총 내용량 149g 중 당류 함량이 23g으로 나타났는데, 하루 당류 섭취 권고량이 50g인 것을 고려하면 거의 절반에 달하는 양입니다.

그렇지만 평생 빵을 먹지 않고 사는 건 불가능하겠지요. 무엇보다 빵만 드시지 말고 샐러드, 계란 요리 등 다른 영양소와 균형을 맞춰 적당량만 드시는 것이 좋습니다. 두 번째로 기왕이면 부드럽고 바삭한 빵보다는 통곡물, 혼합 곡물, 씨앗 등이 들어 있어서 식이섬유가 많은 빵을 골라 보세요. 마지막으로 칼로리 폭탄인 빵은 덜 드시면 좋겠습니다. 튀긴 빵, 앙버터, 크림 등이 잔뜩 들어 있는 빵, 시럽이나 잼이 잔뜩 올라간 빵은 칼로리가 더 높습니다. 이런 원칙만 염두에 두시면 조금 더 건강한 식생활이 됩니다.

Q15
식후 15분 산책도 혈당을 낮출 수 있나요?

식후 15분 산책, 계단 2~3층 오르기 등 신체를 움직이는 활동을 혈당을 낮추는 데 도움이 됩니다. 음식을 먹은 뒤 바로 눕거나 앉는 것이 제일 좋지 않습니다. 간단한 청소, 설거지, 쓰레기 내다 놓기 같은 집안일을 하셔도 됩니다. 눕거나 앉아 있는 것 외의 모든 활동이 식후 혈당을 낮추는 데 도움이 됩니다.

특히 산책은 누구나 할 수 있는 가장 쉽고 가벼운 신체 활동으로, 한 자세로만 오래 있을 때 굳기 쉬운 몸 전체를 움직이게 하고 기분이 전환되는 효과가 있습니다. 시간이 없다면 매 식후 5~10분만 주변을 걸어 보세요. 그것만으로도 분명히 도움이 됩니다. 우리 근육이 혈액 속을 돌아다니는 포도당을 열심히 흡수해서 혈당을 낮추어 줄 겁니다.

Q16
혈당은 직접적인 측정 외에 감지할 수 있는 방법은 없나요?

"당 떨어지는 것 같아요"라는 말을 자주 듣는데, 그냥 피로하거나 기운이 없다는 표현입니다. 실제로 혈당을 재 보면 정상인 경우가 대부분이죠. 그리고 혈당이 급격히 올라가는 것은 더욱 느끼기 어렵습니다. 고혈당이 오래 지속되면 소변이 많이 나오고 목이 타는 증상이 생기지만, 식후에 잠깐 오르는 것은 거의 느낄 수 없습니다. 다만 식후 혈당 스파이크가 생겼다가 혈당이 급강하할 때는 이것을 인지하는 분들이 간혹 있습니다. 문제가 될 정도로 위험한 저혈당까지 가지는 않지만 혈당이 급강하하면서 우리 몸의 호르몬과 자율신경계가 반응하는 것을 증상으로 느끼는 것이지요. 그러나 이런 경우는 소수로 느낌으로 혈당을 알기는 매우 어렵습니다.

따라서 혈당을 직접 측정해야 정확한 수치를 알 수 있습니다. 하지만 혈당을 알기 위해서는 피를 한 방울 얻어야 합니다. 요즘은 기술이 좋아져서 혈액을 얻을 때의 통증이 많이 줄었다고는 하지만 여전히 고통스럽습니다. 이를 해결하기 위해 나온 기술이 연속혈당측정기입니다. 센서를 피부 아래에 꽂아 놓고 있으면 1~2주 정도 혈당을 연속적으로 측정해서 그래프 형태로 보여 줍니다. 혈당을 직접 눈으로 볼 수 있는 거죠. 연속혈당측정기 역시 바늘 형태의 센서를 피부에 꽂고 있어야 하므로 불편한 점이 있습니다. 이를 해결하기 위해서 시계나 반지 형태의 센서나 콘택트렌즈 형태의 센서도 개발되고 있습니다. 가까운 미래에 이런 기술을 이용할 수 있게 되면 혈당을 더욱 쉽게 잴 수가 있겠죠?

Q17

1년 혹은 2년에 한 번 하는 건강검진으로도 당뇨 위험성을 판단해도 괜찮나요? 더 자주 검사해야 하는 거 아닐까요?

건강검진을 통한 정기적인 혈액 검사는 당뇨병을 조기에 진단하는 가장 좋은 방법입니다. 대한당뇨병학회는 35세 이상 성인에게 당뇨병 선별검사를 권고하며, 과체중·비만, 가족력, 고혈압, 이상지질혈증 등 위험 인자가 있다면 19세 이상부터 시행하도록 권고하고 있습니다. 일반적으로 공복혈당과 당화혈색소 측정을 통해 당뇨병 위험성을 판단합니다.

검사 빈도에 대해서는 정확히 알려진 바 없으나 고위험군의 경우 매년 건강검진을 받을 때마다 확인해 보시면 됩니다. 간혹 당뇨병 전단계에 있는 사람이 스트레스를 심하게 받거나, 스테로이드 약물을 쓰거나, 감염이나 외상이 생기면 혈당이 당뇨병 수준으로 치솟는 경우가 있는데요. 이런 경우에는 별도로 혈당을 측정해 볼 필요가 있습니다. 담당 의사 선생님과 상의해 보세요.

Q18

식습관, 운동, 수면, 스트레스 관리 중 제일 중요한 것은 무엇인가요?

제일 중요한 것이 무엇이냐고요? 식습관, 운동, 수면, 스트레스 관리 중 하나만 꼭 집어 가장 중요하다고 말하기는 어렵습니다. 이 4가지는 서로 얽혀 있어 모두가 중요하기 때문입니다. 또한 무엇이 더 중요한지는 사람마다 다르므로 나에게 어떤 부분이 약한지를 알고 보완하는 것이 더 중요합니다. 문제를 모르면 고칠 수도 없으니 일단 식사, 운동, 수면 시간, 스트레스를 간단히 노트에 적어 보며 모니터링해 보세요. 그러면 내가 잘하고 있는 것과 부족한 것이 보이고, 무엇부터 바꿔야 할지 전략을 세울 수 있습니다. 측정할 수 없으면 관리할 수 없다는 말처럼 작은 기록부터 시작해 보길 권합니다.

Q19

당뇨 유전 가능성은 얼마나 되나요? 미리 당뇨병 환자처럼 관리해야 할까요?

당뇨병, 특히 제2형 당뇨병 환자는 가족 중에 당뇨병을 가진 사람이 많죠. 유전적 소인이 있다는 말일 수도 있고 같이 공유하고 있는 환경이 문제가 된다고도 말할 수 있습니다. 일반적으로 부모 중 한 명이 당뇨병이 있으면 자녀가 당뇨병이 생길 위험이 2~3배 증가하고, 부모 양쪽이 모두 당뇨병이 있으면 위험은 4~5배까지도 증가합니다.

하지만 유전적 소인이 있다고 해서 반드시 당뇨병에 걸리는 것은 아닙니다. 유전적 소인에 더해 운동 부족, 과식, 체중 증가, 스트레스 등 환경적 요인이 더해질 때 당뇨병이 발병합니다.

이 경우 미리 당뇨병 환자처럼 관리해야 할까요? 당뇨병 환자처럼 관리하는 수준은 아니더라도 생활 습관 개선은 필요합니다. 본문에서 설명한 것처럼 생활 습관 개선은 당뇨병 발병 위험을 58%까지 낮추는 것으로 나타났습니다. 현재 체중의 5~7% 감량, 지방 섭취 줄이기, 포화지방 줄이기, 식이섬유 늘리기, 일주일에 최소 150분 운동하기 등이 효과가 있었습니다. 이 모든 것을 잘 관리하면 당뇨병 발병 위험은 더욱 낮아질 겁니다.

그러나 모든 당뇨병 고위험군이 이렇게 살기는 쉽지가 않겠죠? 그래서 당뇨병으로 진행하는지를 매년 한 번 정도씩은 체크해 보는 것이 좋겠고, 혈당이 점차 상승하기 시작한다면 더욱 철저한 생활 습관 관리를 하는 것이 좋겠습니다.

Q20

요즘 혈당을 낮춰 준다는 식품, 건강보조제 광고가 많이 보이는데 효과가 있나요?

건강기능식품과 민간요법의 효능을 보면 "당뇨에 좋다"라는 말이 너무나도 자주 보입니다. 진료실에서 환자분들이 말씀하시는 걸 들어 보면 유행이 있는 것 같습니다. 한때는 누에 가루가 유행한 적이 있습니다. 누에가 징그러웠는지 누에가 먹는 뽕으로 옮겨가서, 구찌뽕이 유행했습니다. 그러다가 여주, 돼지감자로 바뀌더군요.

연구 결과에 따르면 누에 가루나 구찌뽕에는 알파 글루코시다아제 억제 성분이 있다고 합니다. 이 책 첫 부분에 나오는 환자의 식후 혈당을 낮춘 약이 바로 이 알파 글루코시다아제 억제제입니다. 그렇지만 약으로 먹는 것 수준의 작용은 나타나지 않습니다. 즉 효과는 미지수라는 것이지요.

여주에는 차란틴charantin이라는 유효 성분이 있습니다. 이 역시 혈당에 미치는 영향은 미미하거나 일관적이지 않습니다. 돼지감자는 이눌린inulin이라는 식이섬유가 많이 포함되어 있습니다. 이눌린이라는 이름이 인슐린과 비슷해서인지 '먹는 인슐린'이라고 하시는데, 이 둘은 완전히 다른 것입니다. 물론 식이섬유가 많이 포함되어 있어 혈당 조절에 도움이 될 수는 있으나 100g 기준으로 감자는 식이섬유가 1g, 돼지감자는 3g 정도이고 탄수화물 함량은 비슷합니다. 이런 음식을 통한 혈당 강하 효과에 대해서 너무 과신하지 마시기 바랍니다.

마지막으로 한 마디만 강조드립니다. 혈당 조절을 위해서는 반드시 담당 의사 선생님과 상의하셔야 합니다. 애매한 건강기능식품을 드시는 것보다는 처방 약을 드시는 것이 훨씬 효과적이고 안전할 수 있습니다.

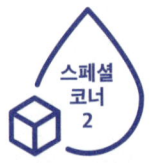

연속혈당측정기 똑똑하게 사용하는 법

불과 몇 년 전만 해도 환자가 직접 혈당을 관리한다는 개념은 제한적이었다. 손끝을 찔러 하루 몇 번을 확인하는 것이 전부였다. 그러나 지금은 달라졌다. 연속혈당측정기의 발전은 당뇨병 치료의 패러다임 자체를 바꾸어 놓았다.

처음 연속혈당측정기가 개발된 목적은 제1형 당뇨병 환자를 위한 것이었다. 인슐린을 주사로 맞아야 하는 이들에게는 순간순간의 혈당 변화가 곧 생명과 직결되기 때문이다. 예전에는 손끝 혈당만으로 빠른 혈당 변화를 따라가기 어려웠지만 연속혈당측정기의 등장은 한계를 뛰어넘는 도약이었다.

서울대학교병원에는 2000년대 중반에 처음으로 연속혈당측정기 장비가 도입되었다. 의료진에게도 놀라운 기술이었다. 환자의 복부나 팔 뒤쪽에 센서를 부착하면, 피부 아래 간질액에서 포도당 농도를 측정해 혈당 변화 곡선을 24시간 내내 실시간으로 보여 준다. 피를 뽑지 않아도, 복잡한 조작 없이도, 혈당을 끊임없이 들여다볼 수 있게 된 것이다.

연속혈당측정기의 사용법은 생각보다 간단하다. 센서를 피부에 부착하면 기기가 5분 간격으로 간질액 속 포도당 농도를 측정해 준다. 일반적으로 혈장 혈당과 5~15분 정도의 시간차가 있지만 그 추세를 실시간으로 파악하는 데는 충분히 유용하다.

연속혈당측정기 발명 초창기에는 가격과 접근성의 한계가 있었지만 기술이 발전하면서 점차 대중화되었다. 특히 2010년대 후반부터는 스마트폰과 연동까지 가능해지면서 일반인에게도 문턱이 낮아졌다. 지금은 당뇨병 환자뿐 아니라 건강에 관심이 많은 사람들이나 운동선수들까지 연속혈당측정기를 사용하고 있다.

프로 골프 선수 로리 매킬로이[Rory McIlroy]가 연속혈당측정기를 착용하는 모습을 X(트위터의 새 이름)에 공개한 바 있다. 일부 운동선수들은 운동 중 혈당 변화를 실시간으로 추적해 에너지 보충 시점과 양을 조절한다고 한다. 경기력 유지와 회복, 집중력 유지에 있어 혈당이 중요한 역할을 한다는 것을 보여 주는 사례다.

연속혈당측정기 제조사 중 하나인 애보트[Abbott]의 CEO 로버트 포드[Robert Ford]는 2022년 CES(소비자가전전시회) 기조연설에서 "디지털 건강 기술은 의료의 민주화를 이끌 것"이라고 강조했다. 과거에는 의사만 볼 수 있었던 데이터를 이제는 개인이 직접 보고 활용하는 시대가 되었기 때문이다.

최근 환자가 자신의 데이터를 스스로 수집하고, 이를 의사에게 제공하는 '환자 생산 데이터patient-generated data'라는 개념이 정착되고 있다. 이는 의료진이 아닌 환자 본인이 생성하며, 일상생활 속에서 수집하고, 건강 관리 및 치료에 활용 가능한 데이터다. 예를 들어 혈당, 심박수, 혈압, 수면 패턴, 운동량, 칼로리 섭취 등이 이에 해당한다. 환자 생산 데이터의 등장은 치료 패러다임의 전환을 의미한다. 의사가 일방적으로 처방하는 시대에서 환자와 의사가 데이터를 중심으로 함께 의사 결정을 내리는 시대가 된 것이다.

건강 관리는 더 이상 전문가만의 영역이 아니다. 내가 무엇을 먹고, 얼마나 움직이고, 언제 스트레스를 받는지, 이 모든 것을 수치로 확인할 수 있는 시대다. 그리고 그 첫걸음이 내 혈당을 직접 보는 일이다.

연속혈당측정기가 꼭 필요한 경우

연속혈당측정기는 당뇨병 치료의 패러다임을 바꾼 중요한 기술이다. 그러나 모든 사람이 이 기기를 사용할 필요는 없다. 연속혈당측정기가 가장 필요하고, 사용을 추천하는 대상은 제1형 당뇨병 환자다. 이들은 인슐린을 거의 분비하지 못하기 때문에 외부에서 투여하는 인슐린 양을 정교하게 조절해야 한다. 혈당은 수시로 급격하게 변동할 수 있고, 특히 야간 저혈당은 자각

없이 진행될 위험이 있다. 저혈당을 느끼지 못한다는 것을 정상인들은 이해하기 어려울 것이다. 그러나 저혈당이 반복되면 우리 몸은 저혈당에 익숙해진다.

저혈당이 생기면 손발이 떨리고, 심장이 쿵쾅거리고, 식은땀이 난다. 빨리 당을 보충하라는 신호다. 그럼에도 당이 보충되지 않으면 혈당은 더 떨어지고 뇌가 기능을 잃는다. 의식이 흐려지다가 완전히 사라지고 심하면 발작이 일어나거나 사망으로 이어질 수도 있다. 저혈당을 느끼지 못하는 사람은 이런 증상 없이 바로 의식이 흐려지고 더욱 심한 저혈당으로 진입한다.

실시간 연속혈당측정기를 착용하고 있으면, 몸에서는 저혈당 알람이 울리지 않지만 기계가 "당 떨어졌어요!"라는 알람 신호를 보낸다. 인슐린 펌프와 연속혈당측정기를 연결해 사용하는 제1형 당뇨병 환자의 경우 저혈당으로 내려가기 전에 인슐린 펌프가 혈당을 예측하고 미리 멈춘다. 고급 승용차에 장착된 충돌방지 시스템과 비슷하다. 요즘은 아예 인슐린 펌프와 연속혈당측정기가 연동되어 자율주행하듯 혈당을 조절해 주는 시대가 되었다. 혈당 조절이 불안정한 제1형 당뇨병 환자에게는 연속혈당측정기가 생명과도 직결될 수 있는 도구로, 건강보험재정에서도 지원해 준다.

최근 여러 학회의 가이드라인에서는 제2형 당뇨병 환자 역시 인슐린 치료를 받고 있다면 연속혈당측정기의 사용을 권한다.

저혈당을 예방하고, 고혈당 상태를 조기에 파악해 인슐린 용량을 조정하는 데 도움을 받을 수 있기 때문이다. 인슐린 치료를 하지 않더라도 혈당 변동이 매우 심한 상태라면 연속혈당측정기가 혈당 패턴을 시각화하고 생활 습관을 개선할 수 있도록 동기를 부여하는 데 유용하다. 하지만 제2형 당뇨병 환자에게는 아직 건강보험 적용이 되지 않는다.

당뇨병 전단계거나 초기 단계의 당뇨병 환자도 연속혈당측정기를 단기간 사용해 보는 것은 의미가 있어 보인다. 평소에는 혈당에 무관심했던 사람이라도 자신의 혈당이 식사, 운동, 수면, 스트레스에 따라 어떻게 변하는지를 실시간으로 확인하게 되면, 건강에 대한 자각이 높아지고 행동 변화로 이어질 수 있다. 실제로 많은 환자가 "그냥 밥 먹고 잠깐 산책만 해도 혈당이 이렇게 다르게 나올 줄 몰랐어요"라고 말한다. 데이터를 본다는 것은 교육 그 자체다. 다만 당뇨병 전단계나 초기 당뇨병 환자가 연속혈당측정기를 반드시 사용해야 한다는 근거가 될 만한 연구는 아직 수행되지 않았다.

중요한 것은 연속혈당측정기는 뛰어난 도구일 뿐이며, 이를 어떻게 활용하느냐에 초점을 맞추어야 한다는 점이다. 단지 혈당 숫자를 확인하는 데서 끝난다면 아무 의미가 없다. 측정된 데이터를 토대로 식사와 운동, 수면과 스트레스 관리까지 전체적인 삶의 방식을 바꾸는 데 연결시켜야 한다. 그렇지 않다면 하루 종일 숫자만 들여다보다 오히려 불안과 집착만 키우는 결과로 이어질 수 있다.

단순한 혈당 측정만으로는 무의미하다

요즘은 당뇨병이 없는 사람을 대상으로 한 연속혈당측정기 상용 서비스도 속속 등장하고 있다. 애보트는 '링고^{Lingo}'라는 제품을 통해 의사 처방 없이도 살 수 있는 일반의약품 시장에 진출하며, 건강한 사람의 혈당 패턴을 분석해 라이프 스타일 개선을 유도하는 헬스 코칭 서비스를 내놓았다. 이런 흐름은 디지털 헬스의 발전이라는 점에서는 주목할 만하지만 연속혈당측정기가 기본적으로 당뇨병 환자를 위해 설계된 기기임을 잊어서는 안 된다.

건강한 사람에게는 연속혈당측정기 사용보다 그 데이터를 해석하고 활용하는 능력이 훨씬 더 중요하다. 혈당 수치 하나로 건강의 전부를 판단하려는 시도는 과도한 일반화이며, 포화지방, 트랜스지방, 나트륨 섭취처럼 혈당과는 무관하지만 건강에 유해한 요소들은 여전히 사각지대에 남게 된다.

특히 정상적인 식후 혈당 반응이 나타났음에도 불구하고 SNS에 데이터를 공유하고 "혈당 스파이크가 나타났다"라며 과도하게 반응하는 모습은 경계할 필요가 있다.

결국 연속혈당측정기는 단순한 숫자를 넘어, 자기 몸을 이해하고 변화시킬 수 있는 사람에게 가치가 있다. 습관을 바꾸려는 강력한 동기, 데이터를 받아들이는 태도, 그리고 그것을 일상에 녹여 내는 실천력이 있을 때 비로소 힘을 발휘한다. 건강은 단순히 기술로 얻는 것이 아니라, 이해하고 선택하는 과정에서 완성된다. 연속혈당측정기도 예외는 아니다.

내게 좋은 음식을 찾는 가장 편한 방법, SEOUL 알고리즘

당뇨병 환자들이 가장 자주 하는 질문은 단순하다.
"이 음식은 먹어도 괜찮을까요?"
"혈당에 좋은 음식은 뭔가요?"
세상에는 음식이 너무 많고 식단에 대한 정보도 넘쳐 난다. 칼로리, 혈당지수, 영양소 구성표를 일일이 따지는 건 현실적으로는 어려운 일이다.

식품교환표$^{food\ exchange\ lists}$는 당뇨병 환자의 식사요법 교육에서 가장 기본이 되는 개념이다. 모든 음식을 6개의 식품군으로 나누고, 각각의 식품군 내에서 교환 단위라는 개념으로 음식을 선택하도록 한 것이다.

교환 단위는 화폐의 액면가와도 같다. 밥 1/3공기가 1교환 단위이고 식빵 1쪽이 1교환 단위라면, 밥 1/3공기를 식빵 1쪽과 교환할 수 있다는 것이다. 즉, 밥 1공기를 먹는 것은 식빵 3쪽을 먹는 것과 같다. 과일군에 있는 토마토의 경우, 일반 토마토 큰 것

1개(약 250g)는 방울토마토 15개(약 200g)와 같은 교환 단위다. 방울토마토가 일반 토마토보다 당도가 높기 때문이다.

식품교환표를 폄하하는 것은 아니지만 너무 복잡하고 어렵다. 머리가 좋다고 하는 의과대학 학생들도 잘 기억하지 못한다. 어떻게 하면 좀 더 간단하고 직관적인 기준을 만들 수 있을까 항상 고민했다.

그러던 중 2015년 충격적인 연구 결과를 보게 되었다. 이스라엘 바이츠만 과학연구소의 과학자들이 발표한 연구로, 음식에 따른 식후 혈당 반응은 '사람'에 따라 다르다는 것이었다. 식품교환표를 비롯해 혈당지수 등은 식후 혈당 반응이 '음식'에 따라 다르다는 가정하에 이용하던 수단이었다. 그런데 사람에 따라 다르다고 하니 이 얼마나 놀랄 일인가?

곰곰이 생각해 보면 놀랄 일도 아니다. 약에 대한 반응, 술에 대한 반응, 우유에 대한 반응도 사람마다 다르다. 음식에 따른 혈당 반응도 개개인별로 다를 수 있다. 다만 식품교환표나 혈당지수 등의 개념을 그동안 사용해 온 것은 이러한 수치들이 '평균'에 기반을 두었기 때문이다. 어지간하면 맞다는 소리다. 하지만 평균에서 벗어나는 사람들이 반드시 있다.

쉽고 간단하면서 개개인의 특성을 적용한 방법에 대한 고민에 고민을 거듭하다가 탄생한 것이 바로 'SEOUL 알고리즘'이다. 학자들은 자신이 일하는 대학이나 연구소가 있는 곳의 지명을 활용해 자신이 고안한 아이디어에 이름을 붙이는 경향이 있다. 그래서 이름이 '서울'이다. 다소 억지스러운 부분이 있기는 하지만 SEOUL은 'Self-Evaluation Of Unhealthy foods by Looking at postprandial glucose'의 약자로, '식후 혈당을 직접 확인해서 해로운 음식을 스스로 평가한다'라는 뜻이다.

SEOUL 알고리즘의 구성은 2가지 질문에 대한 답으로 이루어지며 매우 단순하다. 어떤 음식을 먹은 뒤 혈당을 확인하고 다음 2가지 질문을 던진다.

첫째, 이 음식은 일반적으로 건강에 좋은 음식인가?
둘째, 이 음식을 먹고 나면 혈당이 많이 오르는가?

각 질문에 "네"나 "아니요"로 답하면 총 4가지 결과로 나뉜다.

- 건강에 좋고 혈당도 오르지 않았다면 ⇨ 계속 섭취한다.
- 건강에는 좋지만 혈당이 올랐다면 ⇨ 섭취량을 줄인다.
- 건강에는 나쁘지만 혈당은 오르지 않았다면 ⇨ 역시 섭취를 줄인다.
- 건강에도 나쁘고 혈당도 올랐다면 ⇨ 섭취를 피한다.

이 결과를 다음과 같은 사분면으로 옮겨 볼 수 있다.

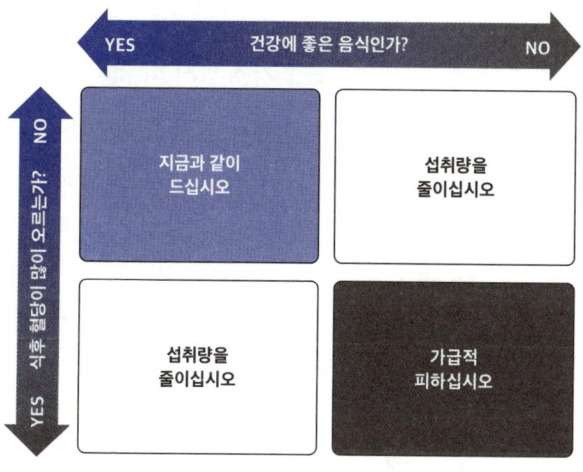

　여러 병원에서 동시에 검정하는 것이 강력한 근거가 되기 때문에 서울대병원뿐만 아니라, 상계백병원의 원종철 교수, 강북삼성병원의 이은정 교수 연구팀과 함께 3개 병원에서 먹는 약으로 치료 중이거나 하루 1회 기저 인슐린만 맞는 제2형 당뇨병 환자를 모집했다. 총 126명의 연구 대상자를 모아 두 그룹으로 나누고 한 그룹은 기존 혈당 측정기와 혈당 수첩만 사용하고, 한 그룹은 연속혈당측정기와 SEOUL 알고리즘을 12주간 함께 사용했다.

　그 결과 SEOUL 알고리즘 그룹은 최근 3개월 동안의 평균 혈당을 반영하는 지표인 당화혈색소가 평균 0.5% 더 감소했고, 7% 미만으로 조절된 환자 비율도 3배 이상 높았다. 당화혈색소가 0.5% 감소한 것은 최근에 개발되는 당뇨병 약제를 1알 복용한 수준의 혈당 감소 효과다. 체중 감소 역시 더 컸다. 연속혈당측정기를 열심히 사용한 사람일수록 혈당 개선 효과가 뚜렷했다.

국내외 학회에 참석해 이 연구 결과를 발표하면 항상 듣는 질문이 있다.

"건강에 좋은 음식과 나쁜 음식 목록을 제공했는가?"

"식후 고혈당의 기준을 어느 정도로 잡았는가?"

우리는 이와 같은 정보를 구체적으로 제공하지 않았다. 다만 참가자들의 상식에 의존했다. 역시 상식의 힘은 강했다.

무엇보다 중요한 점은 이러한 접근이 안전했다는 것이다. 극심한 고혈당이나 저혈당의 위험이 증가하지 않았고, 환자들이 자신의 생활을 자발적으로 돌아보고 수정할 수 있었다. 이 연구는 "하루에 여러 번 인슐린 주사를 맞지 않는 제2형 당뇨병 환자에게 연속혈당측정기가 필요할까?"라는 질문에 과학적 해답을 제시한 결과로 2022년 당뇨병 분야의 권위지인 〈당뇨병 관리^{Diabetes} ^{Care}〉에 게재되어 학계에서도 주목받았다.

SEOUL 알고리즘을 실제로 활용하는 법

연속혈당측정기는 분명 혁신적인 도구다. 피부에 센서를 부착하면 혈액을 뽑지 않고도 실시간으로 혈당 변화를 추적할 수 있다. 운동 전후, 수면 중, 스트레스 상황에서의 혈당 반응까지 들여다볼 수 있으니, 이전에는 그리기 불가능했던 수준의 정밀한 혈당 지도를 가진 셈이다. 그러나 연속혈당측정기를 착용하는 것만으로 건강이 달라지지는 않는다. 측정한 숫자를 어떻게 해석하고, 어떤 선택으로 이어지는지가 핵심이다.

그렇다면 이제 SEOUL 알고리즘을 실제로 활용해 식단을 짜고 내게 맞는 관리법을 찾아보자. 예를 들어 각종 채소와 적당량의 고기가 들어 있는 비빔밥을 먹었다고 가정하자. 대개는 건강에 좋다고 생각할 것이다. 비빔밥을 먹고 나서 식후 혈당이 별로 상승하지 않았다면, 지금처럼 먹으면 된다. 그러나 혈당이 올랐다면 무엇이 문제인지를 생각하게 된다. 밥의 양이 너무 많았을까? 줄여 보면 된다. 흰쌀밥이 문제일까? 현미밥으로 바꾸어 보면 된다. 이렇게 스스로 조절하는 것이다.

떡볶이와 콜라를 먹었다고 가정해 보자. 대개는 이 2가지가 건강에 썩 좋은 음식은 아니라고 생각한다. 떡볶이와 콜라를 먹었는데도 혈당이 많이 오르지 않았다면 계속 많이 먹어도 될까? 어쩌다 1~2번 정도 먹는 것은 문제가 없을 것이다. 건강에 좋지 않다고 생각된다면 섭취 빈도나 양을 줄이면 된다. 반대로 혈당이 많이 올랐다면 앞으로 떡볶이와 콜라는 피하면 된다. 이렇게 관리하는 것이 SEOUL 알고리즘이다.

이제 혈당 관리는 의료진만의 일이 아니다. 환자가 자신의 데이터를 바탕으로 식습관을 조정하고, 스스로 건강 결정을 내리는 시대가 왔다. SEOUL 알고리즘은 그 변화의 방향을 보여 주는 사례다. 복잡한 이론이나 수치 대신, 상식과 체감 가능한 혈당 반응에 기반한 행동 변화를 촉진한다는 점에서 SEOUL 알고리즘은 분명 간단하지만 강력한 실천 도구다.

참고 문헌

1. https://en.wikipedia.org/wiki/Andreas_Sigismund_Marggraf
2. https://www.deutsche-biographie.de/sfz54505.html#ndbcontent
3. Zeevi D, Korem T, Zmora N, Israeli D, Rothschild D, Weinberger A, Ben-Yacov O, Lador D, Avnit-Sagi T, Lotan-Pompan M, Suez J, Mahdi JA, Matot E, Malka G, Kosower N, Rein M, Zilberman-Schapira G, Dohnalová L, Pevsner-Fischer M, Bikovsky R, Halpern Z, Elinav E, Segal E. Personalized Nutrition by Prediction of Glycemic Responses. Cell. 2015 Nov 19;163(5):1079-1094.
4. Monnier L, Mas E, Ginet C, Michel F, Villon L, Cristol JP, Colette C. Activation of oxidative stress by acute glucose fluctuations compared with sustained chronic hyperglycemia in patients with type 2 diabetes. JAMA. 2006 Apr 12;295(14):1681-7.
5. Hirsch IB. Glycemic Variability and Diabetes Complications: Does It Matter? Of Course It Does! Diabetes Care. 2015 Aug;38(8):1610-4.
6. Knowler WC, Barrett-Connor E, Fowler SE, Hamman RF, Lachin JM, Walker EA, Nathan DM; Diabetes Prevention Program Research Group. Reduction in the incidence of type 2 diabetes with lifestyle intervention or metformin. N Engl J Med. 2002 Feb 7;346(6):393-403.
7. Tuomilehto J, Lindström J, Eriksson JG, Valle TT, Hämäläinen H, Ilanne-Parikka P, Keinänen-Kiukaanniemi S, Laakso M, Louheranta A, Rastas M, Salminen V, Uusitupa M; Finnish Diabetes Prevention Study Group. Prevention of type 2 diabetes mellitus by changes in lifestyle among subjects with impaired glucose tolerance. N Engl J Med. 2001 May 3;344(18):1343-50.
8. Jastreboff AM, le Roux CW, Stefanski A, Aronne LJ, Halpern B, Wharton S, Wilding JPH, Perreault L, Zhang S, Battula R, Bunck MC, Ahmad NN, Jouravskaya I; SURMOUNT-1 Investigators. Tirzepatide for Obesity Treatment and Diabetes Prevention. N Engl J Med. 2025 Mar 6;392(10):958-971.

9   Wansink B, Painter JE, North J. Bottomless bowls: why visual cues of portion size may influence intake. Obes Res. 2005 Jan;13(1):93-100.

10 Halvorsen RE, Elvestad M, Molin M, Aune D. Fruit and vegetable consumption and the risk of type 2 diabetes: a systematic review and dose-response meta-analysis of prospective studies. BMJ Nutr Prev Health. 2021 Jul 2;4(2):519-531.

11 Muraki I, Imamura F, Manson JE, Hu FB, Willett WC, van Dam RM, Sun Q. Fruit consumption and risk of type 2 diabetes: results from three prospective longitudinal cohort studies. BMJ. 2013 Aug 28;347:f5001.

12 Gracner T, Boone C, Gertler PJ. Exposure to sugar rationing in the first 1000 days of life protected against chronic disease. Science. 2024 Nov 29;386(6725):1043-1048.

13 Suez J, Korem T, Zeevi D, Zilberman-Schapira G, Thaiss CA, Maza O, Israeli D, Zmora N, Gilad S, Weinberger A, Kuperman Y, Harmelin A, Kolodkin-Gal I, Shapiro H, Halpern Z, Segal E, Elinav E. Artificial sweeteners induce glucose intolerance by altering the gut microbiota. Nature. 2014 Oct 9;514(7521):181-6.

14 Witkowski M, Nemet I, Alamri H, Wilcox J, Gupta N, Nimer N, Haghikia A, Li XS, Wu Y, Saha PP, Demuth I, König M, Steinhagen-Thiessen E, Cajka T, Fiehn O, Landmesser U, Tang WHW, Hazen SL. The artificial sweetener erythritol and cardiovascular event risk. Nat Med. 2023 Mar;29(3):710-718.

15 Kim EK, Oh TJ, Kim LK, Cho YM. Improving Effect of the Acute Administration of Dietary Fiber-Enriched Cereals on Blood Glucose Levels and Gut Hormone Secretion. J Korean Med Sci. 2016 Feb;31(2):222-30.

16 Bae JH, Kim LK, Min SH, Ahn CH, Cho YM. Postprandial glucose-lowering effect of premeal consumption of protein-enriched, dietary fiber-fortified bar in individuals with type 2 diabetes mellitus or normal glucose tolerance. J Diabetes Investig. 2018 Sep;9(5):1110-1118.

17 Kuwata H, Iwasaki M, Shimizu S, Minami K, Maeda H, Seino S, Nakada K, Nosaka C, Murotani K, Kurose T, Seino Y, Yabe D. Meal sequence and glucose excursion, gastric emptying and incretin secretion in type 2 diabetes: a randomised, controlled crossover, exploratory trial. Diabetologia. 2016 Mar;59(3):453-61.

18 Muraki I, Imamura F, Manson JE, Hu FB, Willett WC, van Dam RM, Sun Q. Fruit consumption and risk of type 2 diabetes: results from three prospective longitudinal cohort studies. BMJ. 2013 Aug

28;347:f5001)

19 Jeon S, Carr R. Alcohol effects on hepatic lipid metabolism. J Lipid Res. 2020 Apr;61(4):470-479.

20 Jafarirad S, Elahi MR, Mansoori A, Khanzadeh A, Haghighizadeh MH. The improvement effect of apple cider vinegar as a functional food on anthropometric indices, blood glucose and lipid profile in diabetic patients: a randomized controlled clinical trial. Front Clin Diabetes Healthc. 2023 Nov 13;4:1288786.

21 Arjmandfard D, Behzadi M, Sohrabi Z, Mohammadi Sartang M. Effects of apple cider vinegar on glycemic control and insulin sensitivity in patients with type 2 diabetes: A GRADE-assessed systematic review and dose-response meta-analysis of controlled clinical trials. Front Nutr. 2025 Jan 30;12:1528383)/

22 Abou-Khalil R, Andary J, El-Hayek E. Apple cider vinegar for weight management in Lebanese adolescents and young adults with overweight and obesity: a randomised, double-blind, placebo-controlled study. BMJ Nutr Prev Health. 2024 Mar 12;7(1):61-67.

23 DiPietro L, Gribok A, Stevens MS, Hamm LF, Rumpler W. Three 15-min bouts of moderate postmeal walking significantly improves 24-h glycemic control in older people at risk for impaired glucose tolerance. Diabetes Care. 2013 Oct;36(10):3262-8.

24 Fothergill E, Guo J, Howard L, Kerns JC, Knuth ND, Brychta R, Chen KY, Skarulis MC, Walter M, Walter PJ, Hall KD. Persistent metabolic adaptation 6 years after "The Biggest Loser" competition. Obesity (Silver Spring). 2016 Aug;24(8):1612-9.

25 Levine JA, Eberhardt NL, Jensen MD. Role of nonexercise activity thermogenesis in resistance to fat gain in humans. Science. 1999 Jan 8;283(5399):212-4.

26 Dunstan DW, Kingwell BA, Larsen R, Healy GN, Cerin E, Hamilton MT, Shaw JE, Bertovic DA, Zimmet PZ, Salmon J, Owen N. Breaking up prolonged sitting reduces postprandial glucose and insulin responses. Diabetes Care. 2012 May;35(5):976-83.

27 American Diabetes Association Professional Practice Committee. 5. Facilitating Positive Health Behaviors and Well-being to Improve Health Outcomes: Standards of Care in Diabetes-2025. Diabetes Care. 2025 Jan 1;48(Supplement_1):S86-S127.

28 O'Donovan G, Lee IM, Hamer M, Stamatakis E. Association of 'Weekend Warrior' and Other Leisure Time Physical Activity Patterns With Risks for All-Cause, Cardiovascular Disease, and

Cancer Mortality. JAMA Intern Med. 2017 Mar 1;177(3):335-342.

29   Lei L, Li J, Wang W, Yu Y, Pu B, Peng Y, Zhang L, Zhao Z. The associations of 'weekend warrior' and regularly active physical activity with abdominal and general adiposity in US adults. Obesity (Silver Spring). 2024 Apr;32(4):822-833.

30   Chandola T, Brunner E, Marmot M. Chronic stress at work and the metabolic syndrome: prospective study. BMJ. 2006 Mar 4;332(7540):521-5.

31   Kivimäki M, Bartolomucci A, Kawachi I. The multiple roles of life stress in metabolic disorders. Nat Rev Endocrinol. 2023 Jan;19(1):10-27.

32   Antza C, Kostopoulos G, Mostafa S, Nirantharakumar K, Tahrani A. The links between sleep duration, obesity and type 2 diabetes mellitus. J Endocrinol. 2021 Dec 13;252(2):125-141.

33   Turnbaugh PJ, Ley RE, Mahowald MA, Magrini V, Mardis ER, Gordon JI. An obesity-associated gut microbiome with increased capacity for energy harvest. Nature. 2006 Dec 21;444(7122):1027-31. doi: 10.1038/nature05414. PMID: 17183312.

34   Gardner CD, Kiazand A, Alhassan S, Kim S, Stafford RS, Balise RR, Kraemer HC, King AC. Comparison of the Atkins, Zone, Ornish, and LEARN diets for change in weight and related risk factors among overweight premenopausal women: the A TO Z Weight Loss Study: a randomized trial. JAMA. 2007 Mar 7;297(9):969-77.

35   Shai I, Schwarzfuchs D, Henkin Y, Shahar DR, Witkow S, Greenberg I, Golan R, Fraser D, Bolotin A, Vardi H, Tangi-Rozental O, Zuk-Ramot R, Sarusi B, Brickner D, Schwartz Z, Sheiner E, Marko R, Katorza E, Thiery J, Fiedler GM, Blüher M, Stumvoll M, Stampfer MJ; Dietary Intervention Randomized Controlled Trial (DIRECT) Group. Weight loss with a low-carbohydrate, Mediterranean, or low-fat diet. N Engl J Med. 2008 Jul 17;359(3):229-41.

36   Ebbeling CB, Swain JF, Feldman HA, Wong WW, Hachey DL, Garcia-Lago E, Ludwig DS. Effects of dietary composition on energy expenditure during weight-loss maintenance. JAMA. 2012 Jun 27;307(24):2627-34.

37   Hall KD, Bemis T, Brychta R, Chen KY, Courville A, Crayner EJ, Goodwin S, Guo J, Howard L, Knuth ND, Miller BV 3rd, Prado CM, Siervo M, Skarulis MC, Walter M, Walter PJ, Yannai L. Calorie for Calorie, Dietary Fat Restriction Results in More Body Fat Loss than Carbohydrate Restriction in People with Obesity. Cell Metab. 2015 Sep 1;22(3):427-36.

38   Guo J, Robinson JL, Gardner CD, Hall KD. Objective versus Self-Reported Energy Intake Changes During Low-Carbohydrate and Low-Fat Diets. Obesity (Silver Spring). 2019 Mar;27(3):420-426.
39   https://www.kdca.go.kr/board/board.es?mid=a20504000000&bid=0034&list_no=12511&act=view).
40   https://www.foodbank.co.kr/news/articleView.html?idxno=65628.

혈당 스파이크 제로

초판 1쇄 발행   2025년 8월 12일
초판 5쇄 발행   2025년 9월 12일

지은이 조영민

책임편집 오민정
마케팅 이주형
기획편집 이정아, 이상화, 윤지윤
제작 357 제작소

펴낸이 이정아
펴낸곳 (주)서삼독
출판신고 2023년 10월 25일 제 2023-000261호
이메일 info@seosamdok.kr

© 조영민
ISBN 979-11-93904-50-3 (03510)

- 이 책은 저작권법에 따라 보호받는 저작물이므로 무단전재와 무단복제를 금지하며,
  이 책 내용의 전부 또는 일부를 이용하려면 반드시 저작권자와 출판사의 서면동의를 받아야 합니다.
- 잘못된 책은 구입하신 서점에서 바꿔드립니다.
- 책값은 뒤표지에 있습니다.

서삼독은 작가분들의 소중한 원고를 기다립니다. 주제, 분야에 제한 없이 문을 두드려주세요.
info@seosamdok.kr로 보내주시면 성실히 검토한 후 연락드리겠습니다.